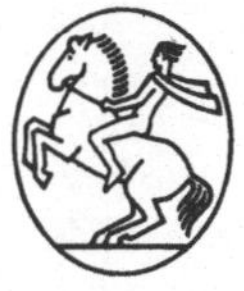

Pädiatrie und Pädologie
Supplementum 7

B. Mangold

Psychosomatik nicht-epileptischer Anfälle

Springer-Verlag
Wien New York 1984

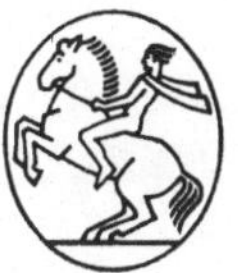

Dr. Burkart Mangold
Psychotherapeutische Ambulanz
Universitätsklinik für Kinderheilkunde, Innsbruck, Österreich

CIP-Kurztitelaufnahme der Deutschen Bibliothek

Mangold, Burkart:
Psychosomatik nicht-epileptischer Anfälle / B. Mangold.
— Wien ; New York : Springer, 1984.
  (Pädiatrie und Pädologie : Suppl. ; 7)
  ISBN-13:978-3-211-81818-3

NE: Pädiatrie und Pädologie / Supplementum

ISSN 0300-9556
ISBN-13:978-3-211-81818-3   e-ISBN-13:978-3-7091-8770-8
DOI: 10.1007/978-3-7091-8770-8

Geleitwort

Die großen diagnostischen und therapeutischen Fortschritte der Medizin der letzten Jahrzehnte sind gerade auch in der Pädiatrie unverkennbar. Umso auffallender ist es, daß in manchen Teilgebieten unseres Faches kaum oder jedenfalls nur geringe Fortschritte festzustellen sind. So kennen wir z. B. heute immer noch nicht die direkten Ursachen der meisten angeborenen Herzfehler oder der recht zahlreichen embryonalen Entwicklungsstörungen des Urogenitaltraktes. Wir wissen aber auch noch zu wenig über die Ursachen, Vorbeugungs- und spezifischen Therapiemöglichkeiten des beim Kind so häufigen cerebralen Anfallsleidens. Gewiß hat die medikamentöse antikonvulsive Therapie in den letzten Jahrzehnten viele neue Möglichkeiten geschaffen, damit auch wesentlich bessere Behandlungsergebnisse, doch bleiben auch diesbezüglich noch viele Wünsche für eine Verbesserung der gegenwärtigen Lage offen.

Die Bemühungen des Autors der vorliegenden Publikation, anhand von klinischen Beobachtungen und Erfahrungen die Bedeutung psychischer Probleme des Kindes für die Entstehung von cerebralen Anfällen diagnostisch und therapeutisch herauszuarbeiten, darf als ein wertvoller Schritt zur Klärung der Pathogenese, Vorbeugung und Behandlung derart bedingter Anfallsleiden angesehen werden. Der Beitrag ist umso wertvoller, als unter den Kollegen immer noch bei dieser Art von Anfallsleiden diagnostische und therapeutische Unsicherheit festzustellen ist, die dringend abgebaut werden muß.

Dr. Mangold, der bei seinen Untersuchungen besonders von der jeweiligen Familiensituation des anfallskranken Kindes ausgeht, wobei Familie als der quantitativ und qualitativ bedeutendste Lebensbereich des Kindes gesehen wird, erlebt diesen Bereich freilich auch als einen Bereich, in dem Probleme nicht nur leichter gelöst werden, sondern auch leichter entstehen können. So erscheint mir seine Feststellung beachtenswert, wenn auch nicht erstaunlich, daß psychogen bedingte Anfälle in den beiden kritischen Selbstfindungsphasen des Kindesalters gehäuft gefunden werden, nämlich als Affektkrämpfe im Kleinkindesalter und als psychogen-reaktive Anfälle in der Vorpubertät und Pubertät. Dabei lassen sich für letztere wenigstens drei verschiedene Formen auslösender Anfallsursachen unterscheiden, die in der Therapie Berücksichtigung finden müssen. Auch auf die Bedeutung der in manchen Fällen unerläßlichen stationären Aufnahme und Behandlung solcher Patienten sowie auf die wichtigsten Behandlungsschritte wird verwiesen.

Der mögliche Verzicht auf Antikonvulsiva nach erfolgreicher Psychotherapie ist in diesem Zusammenhang nicht hoch genug einzuschätzen.

o. Univ.-Prof. Dr. Heribert Berger

Vorstand der Universitätsklinik für

Kinderheilkunde, Innsbruck

Vorwort

Zusätzlich zu meinem Anliegen, durch diese Arbeit neue Denkansätze und ärztlich-therapeutische Handlungsmöglichkeiten in der Betreuung der betroffenen Kinder mit nicht-epileptischen Anfällen und deren Familien aufzuzeigen, möchte ich die Aufmerksamkeit des Lesers auf die Erfahrung lenken, daß eine psychosomatische Medizin nur dann zu verwirklichen ist, wenn es eine integrative Medizin sein wird. Es geht dabei auch um die Integration der psychotherapeutischen Arbeit in die Gesamt-Klinik. Meiner Erfahrung entsprechend, wird sich Psychosomatik auf dieser integrativen, interdisziplinären Ebene weiterentwickeln, oder es wird eine einseitige, dichotome – Patienten und Berufsgruppen spaltende – Psychosomatik bleiben.

Es gibt derzeit keinen Bereich in der Medizin, in dem die Interdisziplinarität so notwendig geworden ist wie in der psychosomatischen Medizin. Sie sollte zu einer „ärztlichen Grundhaltung" werden. Echte Interdisziplinarität ist jedoch nicht das bloße multifaktorielle Aneinanderreihen von Befunden, sie entwickelt ihre eigene Dynamik und verlangt von jedem einzelnen eine zeitweilige und partielle Identifizierung mit dem zunächst fremden methodischen Ansatz, die dann in die eigene Erfahrung integriert werden kann. Nur so können wir „Wahrnehmungslücken" abschätzen und im Dialog eine echte interdisziplinäre Arbeit leisten.

Für das Entstehen dieser Arbeit, der eine zehnjährige praktische Verwirklichung psychosomatischer Arbeit an der Psychotherapeutischen Abteilung der Universitätsklinik für Kinderheilkunde in Innsbruck vorausgeht, möchte ich allen danken, die mir durch ihre Mitarbeit, durch ihre Freundschaft, durch moralische und fachliche Unterstützung immer wieder Mut und Kraft gegeben haben, die vielleicht manchmal hoch gesteckten Ziele nicht aus den Augen zu verlieren.

Dem Vorstand der Universitäts-Kinderklinik, Herrn Professor Dr. H. Berger, danke ich für den Auftrag und die Chance, eine psychotherapeutische Abteilung aufzubauen. Seine positive Einstellung, sein Vertrauensvorschuß und seine beständige persönliche, aber auch fachlich-kritische Begleitung während all der Jahre waren die wesentlichste Voraussetzung dafür, daß die Abteilung die notwendige eigene innere Struktur und Autonomie entwickeln konnte, die eine interdisziplinäre psychosomatische Medizin möglich macht.

Mein Dank gilt auch dem EEG-Labor mit seinem Leiter, Oberarzt Dr. Bernhard Haffner, und den Assistenzärzten auf den medizinischen Abteilungen. Herzlichen Dank für die kollegiale

Zusammenarbeit. Nicht zuletzt gilt mein Dank Fräulein Inge Lischka, die mit viel Geduld und Sorgfalt das reproduktionsreife Manuskript herstellte.

Innsbruck, im Januar 1984 B. Mangold

Inhaltsverzeichnis

Einleitung

Die Psychosomatik des zentralen Nervensystems (ZNS) und der gesamten Neurologie steht in ihren Anfängen. Vermutlich historisch
bedingt, verstehen wir unter psychosomatischen Krankheiten noch
weitgehend solche, die im nosologischen Raum der inneren Medizin
erscheinen. Ansätze im Bereich der Dermatologie, der Gynäkologie
und Onkologie verbreiten sich nur langsam. Besonders geringe
Aufmerksamkeit fand die psychosomatische Fragestellung bisher
im Bereich neurologischer Erkrankungen (LÜTZENKIRCHEN).

Unsere Erfahrungen, die wir in den letzten 5 Jahren seit Bestehen der psychosomatischen-psychotherapeutischen Abteilung
machen konnten, weisen jedoch darauf hin, daß psychosomatische
Reaktionsweisen mit neurologischer Symptomatik und Störungen
seitens des ZNS gar nicht so selten sind, und daß der Einsatz
psychotherapeutischer Methoden positive Änderungen in der Symptomatik und im Verhalten der Kinder und Jugendlichen ergaben,
die unsere eigenen Erwartungen sowohl im Hinblick auf ein psychosomatisches Verständnis als vor allem auch im Hinblick auf
therapeutische Effizienz übertrafen. VOPEL P. (1961) schrieb
in seiner Arbeit "Über die Selbstwahrnehmung der Epilepsie":
"Vor dem Erfolgsbanner der antikonvulsiven Chemie haben offen-
bar auch die Psychotherapeuten ihre bescheidenen Wimpel einge-
zogen, als ob im Felde der Epilepsie das therapeutische Gespräch
endgültig zu einem Gespräch über die Tablette und die beste Art
ihrer Einverleibung geworden wäre."
Unsere Erfahrungen aus der Perspektive der Familiendynamik und
auch unsere psychotherapeutische und familientherapeutische Arbeit gaben uns den Mut, wieder einen kleinen "Wimpel" aufzu-
ziehen.
Mein Ziel ist es, diese wenigen und bruchstückhaften Erfahrungen mitzuteilen, um mehr differentialdiagnostische Sicherheit

und effektiveres psychotherapeutisches Engagement zu ermöglichen.

Patientengut und Methodik

In dieser Arbeit möchten wir uns auf die anfallsartig auftreten-
den Symptome seitens des ZNS beschränken, die aufgrund des bisherigen Verlaufes, der negativen neurologischen Abklärung und
vor allem auch aufgrund eines Nichtansprechens auf Antiepileptika zur psychodiagnostischen Untersuchung und Psychotherapie
zugewiesen wurden.

Die Symptomatik der hier beschriebenen 32 Patienten läßt sich
grob in drei Gruppen einteilen:
1. Patienten ohne faßbare organ-neurologische Störung, einschließlich negativem EEG-Befund, die wir allgemein als "funktionelle
   Störung" beschreiben wollen.
2. Patienten mit epilepsiebeweisenden EEG-Ableitungen, jedoch
   ohne sonstigen Hinweis auf eine faßbare Schädigung im ZNS
   und unklarer klinischer Symptomatik und klinischem Verlauf
   oder Nichtansprechen auf antiepileptische Therapie.
3. Patienten mit teils bereits länger diagnostizierten und auch
   medikamentös behandelten Epilepsien, bei denen jedoch eine
   Verschlechterung der klinischen Symptomatik oder eine schwerwiegende Verhaltensstörung der Anlaß zur psychosomatischen
   Betreuung wurde.

In diesen hypothetischen Gruppen stehen erwartungsgemäß jeweils
andere Faktoren im Vordergrund. Um eine möglichst breite und
vielschichtige Erfassung der Gesamtproblematik zu erreichen, waren wir bestrebt, die Diagnostik gleichzeitig auf verschiedenen
Ebenen und auch verschiedenen Bezugssystemen zu führen, und zwar
auf dem Bezugssystem der medizinischen Diagnostik und auf dem Bezugssystem der systemorientierten Familientherapie.
Diese verschiedenen diagnostischen Ebenen umfassen kurz skizziert:
- genaue Analyse der klinischen Symptomatik

- Verlaufsdiagnostik
- klinisch organische Abklärung
- Diagnose der intrapsychischen Persönlichkeitsstruktur
- Diagnose der interpersonellen und intrafamiliären Beziehungsstrukturen
- Wechselwirkung zwischen intrapsychischen, intrafamiliären und
  sozialen Faktoren in der Entstehung und Aufrechterhaltung der
  klinischen und psychischen Symptomatik.

Der Schwerpunkt dieser Arbeit liegt verständlicherweise auf dem
Bezugssystem der systemorientierten Familiendiagnostik und Familientherapie, da die meisten der in dieser Studie beschriebenen
Kinder vorher bereits in medizinischer Betreuung standen und fast
alle Kinder auf der Psychotherapeutischen Abteilung betreut wurden.
Das Erkennen bestimmter Interaktionsmuster im interpersonalen
Bezugsnetz auf der Psychotherapeutischen Station, sowie die bei
allen Kindern gleichzeitig durchgeführte Familientherapie ließen
uns eine Fülle von Beobachtungen gewinnen, die an einem deutlichen Einfluß psychogener Faktoren bei Symptomen seitens des ZNS
keinen Zweifel offen ließen.
Die Bedeutung psychogener und familiendynamischer Faktoren läßt
sich weiters an der Effektivität der durchgeführten Therapie erkennen.

Unser theoretischer Ansatzpunkt dabei war, daß es in der Regel
nicht möglich ist, psychosomatische Symptome allein aus einer
individuumzentrierten Persönlichkeitsanalyse heraus zu verstehen, mit anderen Worten, eine psychodiagnostische Abklärung kann
uns wohl über die Persönlichkeitsstruktur eines Kindes Auskunft
geben,sie läßt uns aber in den meisten Fällen hinsichtlich der
Bedeutung einer Symptomentwicklung im Dunkeln. Es ist in den
seltensten Fällen möglich, ohne Wissen um die spezifischen Beziehungsstrukturen und Rollenfunktionen des Kindes innerhalb
seiner Familie oder ohne das direkte Erleben und Beobachten der
Interaktionsmuster eines Kindes in der therapeutischen Gemeinschaft seine Problematik zu verstehen. Noch problematischer und
unergiebiger ist die therapeutische Situation, solange sie indi-
viduumzentriert bleibt, da sie aufgrund der Gebundenheit des Kindes in seiner Familie keine Lösung der Problematik zuläßt, solan-

ge nicht die Beziehungsstrukturen innerhalb der Lebensgemeinschaft, in welcher das Kind steht, geändert werden können. Auffallend ist, daß der Großteil der Kinder mit fraglichen psychogenen Anfällen in der präpubertären oder in der pubertären Entwicklungsphase stehen, damit in einem wichtigen Stadium des Los-
lösungsprozesses. Die Analyse unserer Patienten und deren Familien läßt deutlich erkennen, daß entwicklungspsychologische Faktoren eine bedeutende Rolle spielen. Auch lassen sich bei den
meisten Kindern Hinweise auf einen bisher gestörten Autonomieprozeß erkennen, wobei es nun im Rahmen der Pubertät zum Ausbruch von Verhaltensstörungen und psychosomatischen Reaktionen
kommt.

Vielleicht läßt sich dazu eine Parallele ziehen zu den <u>sogenann-
ten Affektkrämpfen</u>, die wir derzeit weniger häufig erleben als
früher. Die Affektkrämpfe sind zeitlich ebenfalls an eine Phase
der Individuation (Trotzalter: 2 - 3 Jahre) gebunden und sind
Ausdruck der Wachstumstendenzen und Autonomieprozesse beim heranwachsenden Kind und wahrscheinlich inadäquater elterlicher Ant-
worten, die diese Wachstumsprozesse blockieren (neurotische Er-
wartungs- und Erziehungshaltung der Eltern aufgrund eigener gestörter Individuationsprozesse). Es soll im Rahmen dieser Arbeit
auch untersucht werden, inwieweit langfristig gestörte und
blockierte Entwicklungsprozesse beim Kind   oder nur auf die
pubertäre Loslösungsproblematik bezogene Faktoren als Ursache
für psychogene Anfälle eine Rolle spielen können.
Die Häufung und Erstmanifestation von psychosomatischen Reaktionen in diesem Entwicklungsalter sind bekannt.

Klinisch-medizinische Aspekte nicht-epileptischer Anfälle

<u>Differentialdiagnostische Überlegungen bei zerebralen Anfällen</u>

Die Diagnose Epilepsie bedeutet auch heute noch für den Betroffenen und bei Kindern und Jugendlichen auch für deren Familie
ein einschneidendes Ereignis.
Gerade für Kinder und Jugendliche trägt die Diagnose in sich
die Konsequenz einer oft jahrelangen medikamentösen Therapie
und einer oft deutlichen Einschränkung des Lebensbereiches, den
Aufbau entwicklungshemmender Verhaltensweisen durch die Umwelt,
wie Diskrimination, overprotektive Einengung des Aktionsradius
und Verlust an sozialem Prestige.

Die Diagnose, die trotz verbesserter Diagnostik und Therapie
auch heute noch sehr schwierig sein kann, verlangt ein quali-
fiziertes Wissen und ein besonderes Verantwortungsgefühl.

Es stellt sich bei jedem Anfall oder jeder anfallsartigen Störung die Frage, ob es sich um einen zerebralen Anfall im Sinne
einer epileptischen Reaktion oder um ein Anfallsgeschehen nicht-
epileptischen Charakters handelt.

Da der Krampfanfall eine unspezifische krisenhafte Reaktion des
Gehirnes sein kann, der unterschiedliche Ursachen zugrunde liegen können, sollen hier differentialdiagnostische Überlegungen,
die sich aus der klinischen Praxis ergeben, kurz zusammengestellt
und diskutiert werden.

Nicht-epileptische Anfälle können im klinischen Bild epileptischen Reaktionen sehr ähnlich sein. Führende Symptome sind auch
hier paroxysmale Störung des Bewußtseins, der Motorik, der Be-
findlichkeit (DOOSE).

Synkopale Anfälle

Dieser Begriff wurde von Schulte (1943) für eine Gruppe von Anfällen mit ohnmachtartigem Charakter eingeführt. Es handelt sich
um eine klinisch-phänomenologische Umschreibung, die keine pathogenetische Einheit darstellt.

Klinisches Erscheinungsbild: Beginn mit unbestimmten Sensationen, mit dem Gefühl des Schwarzwerdens vor den Augen, ängstlichen Beklemmungsgefühlen, Schweißausbrüchen und nachfolgendem
Bewußtseinsverlust oder Bewußtseinstrübung von verhältnismäßig
kurzer Dauer, ohne daß es in der Regel zu motorischen Äußerun-
gen oder Konvulsionen kommt.

Die synkopale Reaktion kann jedoch auch ohne Vorboten blitzar-
tig eintreten, sodaß die Kinder abrupt zu Boden stürzen, Verletzungen kommen selten vor. Im Gefolge einer zerebralen Min-
derdurchblutung kann es aber auch zu tonischer Starre und auch
zu einzelnen Kloni kommen. Einnässen wird selten beobachtet,
der postiktale Schlaf - postparoxysmale Erschöpfung - wie er
den epileptischen Anfällen zu folgen pflegt, ist dem synkopalen
Anfall fremd. Umso deutlicher sind die Zeichen erhöhter affektiver und vegetativer Labilität. Die situative Bindung an Aus-
lösesituationen - wie orthostatische Belastung, Schmerz, Angst -
ist oft erkennbar. Signifikant ist die kurze Anfallsdauer, die
selten über mehrere Minuten hinausgeht.

Pathogenese:Es gibt autochthone Formen, in denen keine greif-
bare Ursache zu finden ist, oft jedoch lassen sich Ursachen
finden - man spricht dann von einer symptomatischen Form.

Am häufigsten sind synkopale Schmerz- und Schreckreaktionen
nach körperlichen oder seelischen Traumata. Als weitere ursäch-
liche Zusammenhänge sind schwere körperliche Erschöpfungen, sta-
tische Belastungen, stumpfe Hirntraumen und auch traumatische
Schädigungen der Gleichgewichtszentren ("vestibuläre vago-va-
sale Anfallsform" nach BROSERS) zu nennen.
Seltene Ursachen sind hirnorganische Dauerschäden oder das synkopale zervikale Vertebralissyndrom.

Häufig sieht man das Bild eines vago-vasalen Kollaps mit ver-
langsamtem Puls, es kann jedoch auch ein sympathiko-vasaler Anfall mit schnellem Puls, Schwitzen, Hyperventilation und Angstzuständen vorliegen.

Zur Differentialdiagnose ist in erster Linie eine sorgfältige
Anamnese wichtig. Sie ist wichtiger als das EEG, zumal dann,
wenn dieses falsch interpretiert wird. Gerade bei psychisch und
vegetativ labilen Kindern finden sich gehäuft Normvarianten des
EEG, wie Irregularität der Grundaktivität, starke Hyperventila-
tionsveränderungen und vor allem auch hypersynchrone Potentiale
bei Photostimulation (DOOSE).

Die synkopalen Anfälle können öfters mehrmals täglich vorkommen,
oft sistieren sie im Verlauf von Wochen, können aber in Krisen-
situationen (psychische Belastungen) wieder auftreten.
Es ist wichtig, eine klinische Abklärung durchzuführen, da der
synkopale Anfall "die gemeinsame Endstrecke" verschiedener Erkrankungen darstellen kann. In erster Linie müssen auch cardiale
Störungen ausgeschlossen werden.

Adams-Stokes-Anfälle

Sie können zu den synkopalen Anfällen gerechnet werden. Es kommt
durch cardiale Reizleitungs- und Reizbildungsstörungen zu einer
kurzdauernden Unterbrechung der Blutzirkulation durch Herzstill-
stand. Nach etwa 10 sec. schwindet das Bewußtsein, wenige Sekun-
den später folgt ein tonischer Krampf. Bei Wiedereinsetzen der
Herztätigkeit kehrt das Bewußtsein rasch wieder.

Cardiophobische Anfälle

Sie kommen im Kindesalter kaum vor, vereinzelt jedoch in der
Pubertät und Adoleszenz und sind gekennzeichnet durch extreme
Angstzustände und Todesangst. Sie verbinden sich mit Schmerzen
in der Herzgegend, die im Gegensatz zu Angina-pectoris-Schmerzen
völlig unabhängig von körperlichen Belastungen sind. Dazu ge-
sellt sich oft das Gefühl des Nicht-Durchatmen-Könnens mit Er-
stickungsangst und psychogener Hyperventilation. Diese Anfälle

können in einen normocalcämischen tetanischen Anfall überführen.
Das klinische Bild ist so charakteristisch, daß bereits aus der
im Hintergrund stehenden Angstsymptomatik auf den funktionellen
Charakter geschlossen werden kann. Psychische Faktoren spielen
in diesem Krankheitsbild die beherrschende Rolle.

Pavor-Nocturnus-Anfälle

Differentialdiagnostisch stellt sich hier die Unterscheidung
zu psychomotorischen Anfällen.
In der Regel kann durch eine genaue Anamnese die Unterscheidung
getroffen werden. Im Vordergrund stehen vor allem deutliche Hinweise auf eine Angstsymptomatik. In unklaren Fällen können Ganz-
Nacht-EEG-Ableitungen zu einer Klärung führen.

Differentialdiagnose von Pavor nocturnus und nächtlichen psychomotorischen Anfällen (DOOSE):

	Psychomotorische Anfälle	Pavor nocturnus
Schlafphase	Leichtschlaf	Tiefschlaf
Angst	selten	führendes Symptom
Aufstehen/Herumgehen	selten	oft
Komplexe Handlungen	selten	oft
Übergang in Konvul-sionen	häufig	nie
Amnesie	meistens	meistens
Ansprechen auf Dia-zepam	selten	meistens

Dyskinesien

Es handelt sich um oft bizarre Bewegungsmuster - extrapyramidale
Bewegungsstörungen - die man als Folge und Komplikationen der
Psychopharmakatherapie heute wesentlich häufiger sieht als frü-
her (z.B. bei Haloperidol). Das klinische Bild ist geprägt von
Blickkrämpfen,unkoordinierter Mund- und Augenmotorik, sowie
choreoathetotischen Bewegungen.

Die Differentialdiagnose ist leicht zu stellen, wenn man dieses
klinische Bild einmal gesehen hat. In letzter Zeit häufen sich
in unserer Klinik auch Beobachtungen solcher Dyskinesien nach
Paspertin-Medikation.

Gelegentlich können auch eine Migräne und die im Kindesalter
seltene benigne paroxysmale Vertigo zu differentialdiagnostischen Schwierigkeiten führen.

Migraine accompagnée

Die charakteristische Symptomatik von flüchtigen Paresen, apha-
sischen Störungen, paroxysmale Paraesthesien als Ausdruck der
den Kopfschmerz begleitenden fokalen Reiz- und Anfallssymptome
kommen auch als Initial-, Begleit- oder postiktale Symptome beim
epileptischen Anfall vor. Wenn die für die Migräne charakteristische zeitliche Symptomfolge - Vorboten, neurologische Symptomatik, Kopfschmerz - nicht eruierbar ist, kann die Abgrenzung
gegen epileptische Anfälle schwierig sein. Im besonderen gilt
dies für Anfälle von Basilarmigräne mit Bewußtseinsstörung,
Schwindel und Dysarthrie. In der EEG-Diagnostik muß man sich
bewußt sein, daß Migräne-Patienten eine dysrhythmische und/oder
fokal veränderte Kurve zeigen können, nicht selten findet sich
auch eine generalisierte hypersynchrone Aktivität, besonders
unter Photostimulation (DOOSE).

Benigne paroxysmale Vertigo

Führendes Symptom sind Anfälle von heftigem Schwindel, die zum
Sturz führen. Das Bewußtsein ist immer erhalten, die Dauer der
Anfälle beträgt wenige Minuten. Die Häufigkeit der Anfälle ist
wechselnd, von wöchentlichen bis zu monatlichen Abständen. Die
Anfälle sistieren meist innerhalb von 2 - 3 Jahren. Die Prognose
ist gut. Es wird eine Beziehung zur Migräne diskutiert. Die
Ätiopathogenese ist nicht geklärt.

Normocalcämische tetaniforme Anfälle

Das tetanische Syndrom wird definiert als Zustand zentralnervöser Übererregbarkeit, der durch eine Erniedrigung der neuromuskulären Reizschwelle, durch eine subcorticale Erregbarkeitssteigerung und eine verstärkte Hypokapnie-Empfindlichkeit gekennzeichnet ist.

Das klinische Bild der Tetanie und der tetanischen Anfälle ist gut bekannt, wird aber häufig fälschlicherweise mit einer Hypocalcämie gleichgesetzt. Diese Form stellt jedoch nur einen möglichen ursächlichen Faktor dar, und zwar den seltensten. Viel häufiger sind psychische oder somatische Ursachen, die auch sonst zum Bild der funktionellen Störung gehören. Das Bild des tetanischen Anfalles selbst gestattet keinerlei Rückschlüsse auf eine bestimmte Ätiologie, da es unabhängig von der Ursache lediglich den Ausdruck einer neuromuskulären Übererregbarkeit darstellt.

Klinisches Bild: Beginn mit Taubheitsgefühl und Kribbeln in den Fingerspitzen, Tachycardie und Schwindelgefühl, bei längerer Dauer tritt die typische Pfötchenhandstellung auf. Bei Kindern kann ein Laryngospasmus auftreten. Im Gegensatz zu synkopalen Anfällen bleibt das Bewußtsein aber stets voll erhalten. Der Anfall kann nach wenigen Minuten abklingen, aber auch längere Zeit anhalten.

H. ROSE hat in seiner Habilitationsschrift über "die normocalcämische Tetanie" die psychiatrischen und psychosomatischen Aspekte tetanischer Anfälle beschrieben. Auffallend ist in seinen Untersuchungen eine sehr große Ähnlichkeit der Persönlichkeits- und Beziehungsstrukturen seiner Patienten mit den Ergebnissen, wie wir sie bei unseren Kindern mit psychogenen Anfällen finden können.

ROSE verwendet in seiner Arbeit einen ähnlichen psychologisch-psychosomatischen Zugang zur Problematik der normocalcämischen Tetanie, wie wir in unserer Untersuchung über psychogene Anfälle, sodaß die Parallelen zwischen diesen beiden Formen "nicht epileptischer Anfälle" eine gute Vergleichsbasis darstellen und viele Analogien erkennen lassen.

Der Faktor, daß die normocalcämischen tetanischen Anfälle vorwiegend im Alter von 10 - 30 Jahren auftreten, lassen ebenfalls phasenspezifische entwicklungsabhängige Zusammenhänge erkennen,

da auch die psychogenen Anfälle fast durchwegs erst ab der Prä-
pubertät auftreten.
ROSE kommt zu folgenden zusammenfassenden Ergebnissen:
Das psychologische Korrelat des Anfallsleidens ist in einer
angstneurotisch-depressiven Verfassung der Patienten zu sehen.

Persönlichkeitsmerkmale sind: - Depressivität
- erhöhte Angstbereitschaft
- charakteristische Mechanismen
der Angstverleugnung
- Auffälligkeiten im aggressiven
Antriebsverhalten
- Fassadenverhalten (Angst und
Aggression können nicht situa-
tionsadäquat geäußert werden)
- Affektblockade.

Die Hemmung aggressiver Impulse (Unfähigkeit, sich aktiv, aggressiv mit der Umwelt auseinanderzusetzen) ist ein hervorste-
chender Wesenszug der "Tetaniker". Charakteristisch sind fehlende Selbstverwirklichung und fehlende Selbstbehauptung.
Quellen der Angst sind Besorgnis um den realen oder imaginären
Verlust protektiver Beziehungen, Besorgnis um die Ablehnung
durch häufig affektiv ambivalent besetzte Bezugspersonen, zu
denen sich der Kranke in einer starken Abhängigkeitsbeziehung
befindet, Besorgnis um die Aufgabe eines beschützenden Milieus.

In einer faktorenanalytischen Untersuchung hat ROSE zwei Gruppen
unterschieden:

Gruppe 1: - im Vordergrund steht die ängstliche depressive Ver-
stimmung
- vor dem ersten Anfall und im anfallsfreien Inter-
vall besteht ein Syndrom vegetativ-funktioneller
Beschwerden
- es bestehen Beziehungen zum funktionellen Krankheitsbild des Hyperventilationssyndroms und der chroni-
schen konstitutionellen Tetanie
- es zeigen sich Verbindungen zu aktual-neurotischen
Störungen vom Charakter der Angstneurose

Gruppe 2: - die Patienten zeigen eine geringere Tendenz zur Ent-
           wicklung vegetativer und somatischer Erscheinungen -
           die Patienten fühlen sich im Intervall gesünder
         - die Patienten sind mehr gekennzeichnet durch phobi-
           sche Fehlhaltungen und Störungen im sozialen Verhal-
           ten und der Kontaktfähigkeit.

Eine sichere Zuordnung zu diesen beiden Gruppen läßt sich derzeit jedoch noch nicht machen, sie stellen eine vorläufige Beobachtung dar.

ROSE sieht im Anfallsgeschehen einen expressiven Stellenwert in
der Biographie der Patienten. Die erste Krise habe oft eine gewisse bahnende Funktion für spätere analoge Reaktionen, bei denen
oft psychodynamisch geringfügige Anlässe den Anfall auslösen können. Die Auslösung erfolgt vielfach in Situationen, die der Patient als existentielle Gefährdung und als intensive Bedrohung
seiner Abhängigkeitsbedürfnisse erlebt. In diesen Situationen
werden Ohnmacht, Hilflosigkeit, sowie Unfähigkeit zur Selbstbehauptung erfahren.
Vernichtungsangst und Wehrlosigkeit,zusammen mit dem Affekt ohnmächtiger Wut, lassen sich als Erlebnisfeld deuten, aus dem heraus es zum Anfall komme.
Der Anfall selbst ist Ausdruck des Sich-Entziehens - der Hand-
lungsblockade - der Unfähigkeit, sich der Bedrohung zu stellen.
Der Anfall verhindert den aggressiv-destruktiven Impuls, eine
adäquate Darstellung wird dadurch verhindert.

ROSE kommt zu dem Ergebnis, daß die psychiatrische-psychothera-
peutische Behandlung des tetanisch Anfallskranken als die einzig
angemessene angesehen werden kann. Er sieht die Therapie als
Prozeß des Nachreifens zur "normalen, adäquaten Aggressivität".

Weniger die generelle Zuordnung von Charakterstrukturen einerseits und der somatischen Störung andererseits, als vielmehr
die vom Einzelfall ausgehende Darstellung der emotionalen Be-
findlichkeit und Haltung des Patienten und seine spezifischen
Konfliktsituationen eröffnen die Chance eines therapeutisch
sinnvollen Umganges mit dem Patienten.

Psychogene Anfälle

Psychogene Anfälle zählen im Kindes- und Jugendlichenalter zu
den wichtigsten und schwierigsten differentialdiagnostischen Abgrenzungen gegenüber der Epilepsie. Bisher wurde die systemati-
sche Erforschung vernachlässigt. Erste ausführlichere Darstellungen auf diesem Gebiet verdanken wir BRUENS - 1975, "Epilepsie
und Hysterie" - und KRUSE - 1979, "Die Kombination hysterischer
und epileptischer Anfälle im Kindes- und Jugendalter".
In ihren Arbeiten wird bereits deutlich, daß der früher verwen-
dete und viel diskutierte Begriff der Hystero-Epilepsie nicht
mehr genügt und nur als Sammeltopf unterschiedlichster psychischer und psychosozialer Probleme verstanden werden kann. Die
moderne Kinderpsychiatrie, das verbesserte psychodynamische und
vor allem familiendynamische Verständnis für Verhaltensstörungen
und psychosomatische Reaktionsbildungen macht es notwendig und
möglich, einen differenzierten Zugang zum Problemkreis psychogener Anfälle zu suchen.

Das gerade durch die Familienforschung möglich gewordene Erkennen psycho- und familiendynamischer Zusammenhänge in der Entwicklung psychosomatischer Störungen hat uns in erster Linie
weitergeholfen, auch ein neues Verständnis für die Entstehung
"nicht-epileptischer Anfälle" zu entwickeln. Unsere Erfahrungen
zeigen uns, daß die psychotherapeutische und familientherapeutische Behandlung psychogen bedingter oder ausgelöster Anfälle
als die angemessene und notwendige Therapie angesehen werden
muß.

Wir müssen aus unseren Erfahrungen auch ableiten, daß bei unklaren Anfällen im Kindesalter, vor allem ab der Entwicklungsphase der Pubertät, eine Psychodiagnostik und Psychotherapie
gefordert werden muß.

Eine genaue Anamnese des bisherigen Krankheitsverlaufes, sowohl
im Hinblick auf die Symptomatik als auch auf die durch die Symptomatik ausgelösten Veränderungen in der Psyche und Beziehungsdynamik des Kindes und seiner Familie, läßt eine Reihe von Kriterien erkennen, die eine Psychogenese der Anfälle wahrscheinlich machen oder zumindest andeuten.

Solche Kriterien sind z.B. die von KRUSE und BRUENS zusammen-
gestellten Beobachtungen, wie

- situative Bindung der Anfälle - reaktives Auftreten
- Appellationscharakter - dramatisches Anfallsbild
- Erhaltenbleiben einer partiellen Reaktionsfähigkeit
- Fehlen einer postparoxysmalen Erschöpfung
- Variabilität des Anfallsbildes
- Unterbrechbarkeit der Anfälle
- hohe Anfallsfrequenz, relativ lange Dauer der Anfälle.

Auch die klinische Symptomatik des "pseudoepileptischen Anfalles"
gibt häufig weitere Informationen, die auf eine Psychogenese der
Anfälle hinweisen können.

Erschwerend für die Beurteilung kann dabei sein, daß auch epileptische Anfälle nicht selten psychogen ausgelöst werden können. Aber auch in diesen Fällen ist eine Psychotherapie und vor-
ausgehende intensive Psychodiagnostik notwendig, da es deutlich
ist, daß auch bei Vorliegen einer Epilepsie die Psychotherapie
es erst möglich macht, anfallsauslösende Faktoren zu erkennen
und auszuschalten. Die kombiniert antiepileptische und psychotherapeutische Betreuung macht es möglich, eine medikamentöse
Polypragmasie zu verhindern und therapieresistente Anfälle unter
Kontrolle zu bringen.

Klinische Symptomatik und differentialdiagnostische Kriterien
bei "nicht-epileptischen Anfällen"

Da nicht-epileptische Anfälle im klinischen Bild einer epileptischen Reaktion äußerst ähnlich sein können, ist die Differentialdiagnose oft sehr schwer, da auch die EEG-Diagnostik uns im Stich
lassen kann und die unkritische Reduktion der Anfallsdiagnostik
auf das Hirnstrombild nicht zulässig ist. Die klinische Realität
zwingt uns zu größerer Skepsis und zur Erarbeitung besserer Un-
terscheidungskriterien.
Man kann nicht nachdrücklich genug betonen, daß die Differentialdiagnose zwischen nicht-epileptischen und epileptischen Anfällen
von der EEG-Labor-Diagnose wieder zur ganzheitlichen klinischen
und psychosomatischen Beurteilung verschoben werden muß.

Die Schwierigkeit der Differentialdiagnose ist nicht die Ausnahme,sondern das Charakteristikum bei nicht-epileptischen Anfällen.
Diese Schwierigkeit wird deutlich, wenn erfahrene Forscher, die sich intensiv mit dieser Differentialdiagnose beschäftigen, zu Feststellungen kommen, wie:

"Es gibt kein Einzelmerkmal, dessen Vorkommen die Unterscheidung beider Anfallsarten mit Sicherheit treffen ließ" (KEHRER)

"Die Interpretation einzelner Anfälle stellt uns zuweilen an die Grenzen unserer diagnostischen Möglichkeiten" (RABE)

Wir müssen deshalb versuchen, mögliche charakteristische Abläufe und Zusammenhänge aus dem Gesamtbild der klinischen Symptomatik zu erkennen.

Aus der Analyse der klinischen Symptomatik bei unseren Patienten haben wir versucht, auf zwei Ebenen Zusammenhänge zu erkennen:
1. Auf der Ebene der Anfallssymptomatik
2. Auf der Ebene allgemeiner Charakteristika der Anfallssituation.

Symptomatik der "nicht-epileptischen Anfälle" (N = 32)

	Häufigkeit der Beobachtungen
- Hypertone Haltungen, muskuläre Verspannungen und Verkrampfungen einzelner Körperteile sowie des gesamten Körpers	10 x
- vor und während des Anfalles auftretende (migräneartige) Kopfschmerzen	10 x
- Hypotone Haltungen - Zusammenfallen mit und ohne Bewußtlosigkeit	8 x
- Inkonstante neurologische Symptomatik	7 x
Paraesthesien 2	
intermittierende	
Paresen 2	
Doppelbilder/	
Sehstörung 2	
verwaschene Sprache 1	

- Anfälle verbunden mit Schreien oder
  Weinkrämpfen/Zornanfälle   6 x
- extreme motorische Unruhe   6 x
- Orthostasesymptomatik   6 x
- Atemnotanfälle/Erstickungsängste   6 x
- Partielle Verwirrtheitszustände
  (Halluzinationen, präcomatöse Zustands-
  bilder)   4 x
- Zuckungen, Schütteln, Zittern   4 x
- Hyperventilation   3 x
- Auffallende Gesichtsrötung   3 x

<u>Allgemeine Charakteristika</u>   (N = 32)

                                          Häufigkeit der
                                          Beobachtungen

- paroxysmale episodische Störungen -
  psychoreaktives Auftreten   22 x
- fehlende postparoxysmale Erschöpfung   22 x
- keine Cyanose während des Anfalles   21 x
- dramatisches Anfallsbild   12 x
- sporadisches Auftreten (einmalige
  kurze Episode oder Wiederholung in
  großen Zeitabständen)   8 x
- Appellationscharakter   7 x
- wechselndes Anfallsbild   6 x
- Beeinflußbarkeit oder Unterbrech-
  barkeit der Anfälle   5 x
- hohe Anfallsfrequenz   5 x
- Rötung des Gesichtes   3 x
- Retrograde Amnesie   4 x

Diese Zusammenstellung der Häufigkeit bestimmter Anfallsmerk-
male wurden nachträglich anhand der Krankengeschichten vorge-
nommen. Prospektive Untersuchungen mit standardisierten Anfalls-
protokollen könnten diese Merkmale systematischer erfassen lassen.
Wir konnten in unserem Krankengut somit ähnliche klinische, sowie
allgemeine Merkmale registrieren, wie sie bereits von BRUENS und
KRUSE beschrieben wurden.

Auffallend in unserer Untersuchung war die häufige Beobachtung
von einer ausgeprägten neuromuskulären Erregbarkeit, die sich
in muskulären Spannungszuständen bis zum Bild tetaniformer Anfälle manifestierte.
Auf den engen Zusammenhang zu normocalcämischen tetanischen Anfällen habe ich bereits im Abschnitt über die Differentialdiagnose des nicht-epileptischen Anfalles hingewiesen (S. 6).

Erwähnenswert scheint uns auch die häufige Beobachtung von mi-
gräneartigen Kopfschmerzen kurz vor oder während des Anfalles,
sowie orthostatische Symptome, die auf eine enge Beziehung des
Anfallsgeschehens zur cardiovasculären, vegetativen Symptomatik
aufzeigen. Wie wir später sehen werden, lassen sich diese Zusammenhänge auch in der Psychodynamik dieser Patienten erkennen.

Erkrankungsalter: Der Häufigkeitsgipfel des Erkrankungsbeginns
liegt in unserer Studie im präpubertären und pubertären Alter.
Da die übliche Altersgrenze der an der Univ.-Klinik behandelten
Kinder bei 14 Jahren liegt, kann die Häufigkeit nicht-epileptischer Anfälle in der mittleren und späteren Pubertätsphase von
uns nicht beurteilt werden.

KRUSE hat in seiner Arbeit ein Häufigkeitsmaximum um das 11.
Lebensjahr festgestellt, wobei in der Epilepsieklinik Kehl-Kork
die obere Aufnahmsaltersgrenze bei 17 - 18 Jahren liegt.

Der von BRUENS ermittelte Häufigkeitsgipfel liegt bei 16 - 20
Jahren.

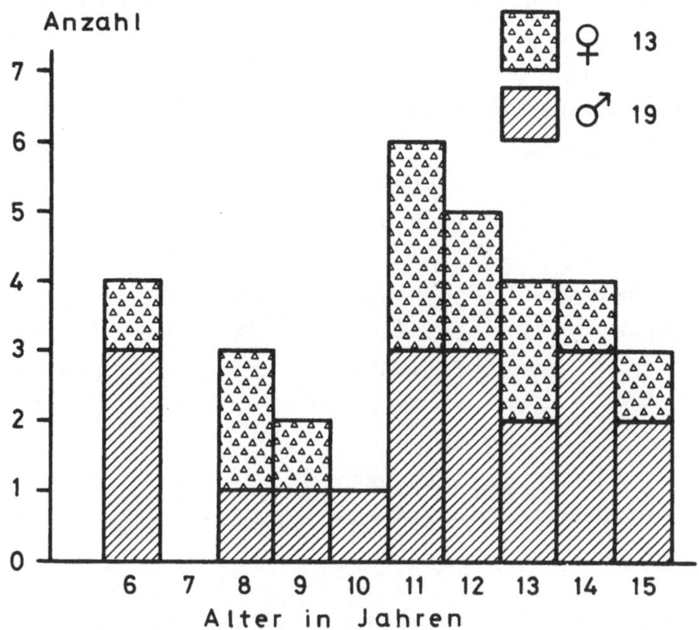

Der mittlere Häufigkeitsgipfel bei unseren Patienten liegt ebenfalls bei 11 Jahren. Das Häufigkeitsmaximum in der präpubertären
und pubertären Entwicklungsphase zeigt einen deutlichen Zusammenhang zu charakteristischen Entwicklungsproblemen dieser Kinder
im Rahmen des pubertären Reifungsprozesses. Wie wir in unseren
familiendynamischen Untersuchungen feststellen konnten, besteht
bei dem Großteil unserer Patienten eine deutliche Korrelation
zwischen Loslösungsprozessen bei einer gestörten Autonomieentwicklung und der Erstmanifestation des Anfallsgeschehens.

Geschlechtsverteilung: Die Geschlechtsverteilung bei unseren 32
Patienten zeigt nicht die bekannte Mädchenwendigkeit, wie sie
von BRUENS und KRUSE registriert wurden.
Die Verteilung Knaben zu Mädchen war in unserem Krankengut 14:18.

Korrelationen zu Schwangerschafts- und Geburtsverlauf, neurologischer und psychomotorischer Entwicklung, sowie früheren Fie-
berkrämpfen:Ausgehend von der Vermutung, daß wir bei epilepti-

schen Anfällen häufiger Hinweise auf eine belastende Schwangerschaft, sowie eine belastende peri- und postnatale Entwicklungsperiode finden werden, haben wir bei unseren Patienten diese Parameter überprüft und folgende Ergebnisse erhalten. Die Ergebnisse werden bezogen auf die drei Hauptgruppen, wie wir sie in der Einleitung dargestellt haben.

	Gruppe I (N = 21)	Gruppe II (N = 6)	Gruppe III (N = 5)
Belastende Schwangerschaftsanamnese	negativ bei 21 Patienten, stark psychische Belastungen bei 4 Patienten	negativ bei 6 Patienten	negativ bei 2 Patienten, positiv bei 3 Patienten
Belastende Geburtsanamnese	negativ bei 19 Patienten, positiv bei 2 Patienten	negativ bei 6 Patienten	positiv bei 5 Patienten
Neurologische Ausfälle und/oder psychomotorische Entwicklungsverzögerung	negativ bei 21 Patienten	negativ bei 6 Patienten	negativ bei 1 Patienten, positiv bei 4 Patienten
Fieberkrämpfe	positiv bei 1 Patienten, negativ bei 20 Patienten	positiv bei 1 Patienten	negativ bei 5 Patienten

Dieses Ergebnis ist insofern interessant, als auch in der Gruppe II, Patienten mit teilweise positiven EEG-Ableitungen, jedoch mit atypischem klinischen Verlauf oder Nichtansprechen auf Anti-

epileptika,keine Häufung von Risikofaktoren zu erkennen ist.
Die signifikante Häufung von Risikofaktoren in der Gruppe III,
bei denen vor allem sekundäre psychische Belastungen durch die
Epilepsie im Vordergrund stehen, ist unseres Erachtens ein Hinweis für die hirnorganisch bedingte Epilepsie und gleichzeitig
ein Hinweis auf zusätzliche Faktoren, die als mitverursachend
für schwerwiegende Verhaltensprobleme interpretiert werden können (z.B. minimale Hirnfunktionsstörungen).
Aufgrund der geringen Anzahl der Patienten sind diese Ergebnisse
jedoch nur vorsichtig zu interpretieren.

<u>Anfallsdauer und Anfallsfrequenz:</u> Die Anfallsdauer ist variabel,
liegt jedoch bei den meisten unserer Kinder im Bereich von Minuten.
Nur in einem Fall haben wir einen Anfall über eine halbe Stunde
Dauer registriert.

In der Anfallsfrequenz haben wir bei den meisten der Kinder nur
sporadisch oder in Abständen von Monaten auftretende Anfälle registriert. Bei fünf Kindern lagen eine hohe Anfallsfrequenz von
zum Teil 30 und mehr Anfällen pro Tag vor. (In den Beobachtungen
von KRUSE und BRUENS stellt eine hohe Anfallsfrequenz ein Charakteristikum dar - siehe S. 15.)

Zusammenfassend können wir sagen, daß durch eine ausführliche
Anamnese im Hinblick auf die Symptomatik, auf allgemeine Charakteristika, auf den bisherigen Verlauf einschließlich einer
Erstmanifestation in der präpubertären oder pubertären Entwicklungsphase bei einem Großteil unserer Patienten die Verdachtsdiagnose auf eine psychogene Ätiologie der Anfälle gestellt werden kann.

Gleichzeitig müssen wir aus unseren Erfahrungen jedoch auch sagen, daß es sich vorerst um eine Verdachtsdiagnose handeln kann,
die erst durch eine Psychodiagnostik und,wie wir später zeigen
können, in diesem Alter vor allem durch eine Familiendiagnostik
verifiziert werden kann.

Auch der weitere Verlauf während einer Psychotherapie kann uns
weitere Sicherheit vermitteln, vor allem, wenn es unter der Therapie ohne Medikamente zu einem Sistieren der Anfälle kommt.

<u>Das EEG in der Epilepsiediagnostik</u>

Ein erschwerender Faktor für die Diagnosefindung ist die physiologische Variabilität der Hirnaktivität beim Kind, je jünger es
ist.
Elektroencephalographische Zeichen abnormer Erregbarkeit (soge-
nannte hypersynchrone Potentiale) lassen keinesfalls den Schluß
auf ein manifestes oder drohendes Anfallsleiden zu, sondern können mit erstaunlicher Häufigkeit auch bei gesunden Kindern gefunden werden, die nie einen epileptischen Anfall hatten.

Man darf solche Befunde nicht überbewerten, muß ihnen jedoch eine
differenzierte Bewertung im Kontext der anamnestischen Daten und
der erhobenen klinischen Befunde zukommen lassen.

Dem Zeichen "ererbter" Erregbarkeitssteigerung bestimmter Struk-
turen des ZNS kommt nicht ohne weiteres die Konnotation "Epi-
lepsie" zu.
Wenn Spitz-Welle-Komplexe sowohl in Ruheableitung als auch unter
Hyperventilation und Flackerlichtprovokation auftreten, ist das
Risiko einer drohenden Epilepsie groß.

Übersteigertes Kausalitätsbedürfnis hat aus einer spekulativen
Korrelation heraus manches Kind unbegründet zum Epileptiker ge-
stempelt und zum Konsumenten potentiell oder aktuell schädlicher
Medikamente gemacht.

Zu einer optimalen Epilepsiediagnose gehören an erster Stelle
die anamnestischen Daten und die klinischen Befunde und erst zur
weiteren Differenzierung die EEG-Befunde (MARTINIUS, 1973).

Die größten Probleme und häufigsten Fehlentscheidungen resul-
tieren aus der Feststellung sogenannter spezifischer EEG-Befunde angesichts klinischer Symptome, die wegen der Vielzahl anderer pathogenetischer Möglichkeiten oft nur mit Gewalt als
"Anfallsäquivalente" klassifizierbar sind (Maskierte Epilepsie)
(MARTINIUS).

Der Wert der Elektroencephalographie ist groß, wenn sie als
Methode differenziert eingesetzt wird. Ein schematisiertes Vorgehen und unreflektiertes Einsetzen des EEG hat eine trügerische

diagnostische Sicherheit entstehen lassen, die allemal zu Lasten der Patienten geht.

MARTINIUS (1972) spricht von einer ritualisierten Routine. Vorschnell einen kausalen Zusammenhang zwischen EEG-Befund und Symptom ohne zwingenden Grund anzunehmen, kann ein Kind zum Epileptiker stempeln und somit zum Konsumenten differenter Medikamente werden lassen. Besonders in Diagnose und Therapie von Verhaltensstörungen im Kindesalter ist dieses Vorgehen beliebt, aber auch gleichermaßen problematisch. Ebenso problematisch ist es, wenn ein unauffälliges EEG als Alibi für eine psychogene Störung dient. Schuld daran ist die ritualisierte Routine, die das hypersynchrone Potential zum Tabu erhoben hat. Aus solchen Verallgemeinerungen haben sich Maximen entwickelt, wie:
"Hypersynchroner Fokus heißt organische Läsion", oder "Hypersynchrone Potentiale beweisen eine Epilepsie" (MARTINIUS).
Fragt man sich, wie es denn überhaupt um die Spezifität hypersynchroner Entladungen, also spikes, spike-waves, sharp waves und ihre Variationen bestellt ist, stößt man auf die nachdenklich stimmende Tatsache, daß solche Potentiale nicht nur beim anfallskranken Kind, sondern mit beachtlicher Häufigkeit auch beim anfallsfreien vorkommen.

Nachweisversuche eines "organischen Defektes" durch Carotis-Angiographien ergaben, daß bei Kindern zwischen 3 und 14 Jahren das Vorhandensein hypersynchronischer Potentiale im EEG, mit oder ohne Epilepsie sehr selten mit positiven Angiographiebefunden korrelieren (bei 44 Untersuchungen 1 positiver Befund).

Das EEG bei psychogenen Anfällen

Über die Bedeutung des EEG-Befundes und seine Beurteilung kann ich selbst kein Urteil abgeben und kann daher nur die in der Literatur mitgeteilten Erfahrungen und die Beobachtungen unserer Kinderneurologen wiedergeben.

Prof. KRUSE (1978) stellt in seinem Erfahrungsbericht über 34 Fälle von Hysteroepilepsie bei Jugendlichen folgende Hinweise vor:
- Das EEG hilft entscheidend, die Diagnose einer Epilepsie zu

sichern, wenn im Intervall-EEG und im Anfall-EEG charakteri-
stische Veränderungen gefunden werden ...
- Zur Diagnose eines hysterischen Anfallsleidens verhilft das
  EEG per Ausschluß ...
  Im iktalen EEG des hysterischen Anfalls bleibt die Hirnstrom-
  kurve unverändert ...
  Aus diesem Grunde ist es erstrebenswert, bei Verdacht auf hy-
  sterische Anfälle möglichst viele EEG's abzuleiten.
- Manchmal kann durch Hyperventilation und Photostimulation ein
  hysterischer Anfall ausgelöst werden.
- Nicht selten findet man eine Veränderung in Form einer Ab-
  flachung der Kurve mit Hervortreten rascher Frequenzen, eine
  aktivierte Kurve, wie beim Blockierungseffekt ...
- Das normale EEG im hysterischen Anfall gibt keine endgültige
  Sicherheit, es kann nur ein Baustein in der Diagnostik hysterischer Anfälle sein. Ein "unverändertes" EEG schließt einen
  epileptischen Anfall nicht aus, die Ableitung von hypersynchroner Aktivität spricht für sich allein, nicht gegen hysterische Anfälle; nur das Auftreten eines epileptischen Anfalls-
  musters mit der ihm häufig innewohnenden Dynamik und zeitli-
  chen Entwicklung spricht gegen den hysterischen Anfall. Ebenso spricht eine postparoxysmale Verlangsamung oder Herdver-
  änderung, die sich zurückbildet, dagegen.

In einer Zusammenfassung elektroencephalographischer Befunde
bei 60 Patienten mit Hysteroepilepsie geben A.E.H. SONNEN aus
dem Epilepsiezentrum in Breda/Holland folgende differentialdiagnostische Hinweise.

In dieser Studie konnten keine für hysterische Anfälle spezi-
fische EEG-Abweichungen gefunden werden, sowie auch in der Literatur keine solchen bisher beschrieben sind.

Bei rein hysterischen Anfällen wurden jedoch folgende elektroencephalographische Bilder gefunden:
a) eine regelmäßige alpha-Aktivität
b) größere Labilität der Hirnstammregulation, die sich unter
   anderem in einer ausgeprägten Reaktion auf Hyperventilation
   äußert
c) teilweise Auftreten von temporaler theta-Aktivität von 6 - 7/
   sec. bei Hyperventilation

d) das Fehlen von Änderungen oder Blockaden der alpha-Aktivität
   während des hysterischen Anfalles.

Diese Beobachtungen sind jedoch nicht spezifisch und können bei
einer Reihe von Krankheiten vorkommen. Sie werden häufig als
Reifungs- oder Regulationsstörung des ZNS bezeichnet.

RABE (1970) berichtet, daß oft gerade das EEG Anlaß zu diagnostischen Fehlleistungen wird, wenn unklare Anfälle als Epilepsie
diagnostiziert und eine entsprechende Behandlung eingeleitet wird,
weil im EEG Krampfpotentiale oder gar nur uncharakteristische Dys-
rhythmien abgeleitet wurden. Selbst der normale Hyperventila-
tionseffekt bei Kindern und Jugendlichen muß gelegentlich zur Be-
gründung der Epilepsiediagnose herhalten.

Auch heute noch bleibt die Anfallsdiagnostik noch oft auf das
EEG begrenzt, zumal die eigene Anfallsbeobachtung in vielen Fällen nicht möglich ist. Es ist zwar hinreichend bekannt, daß man
aus dem Hirnstrombild keine Diagnose stellen kann, und daß die
sogenannten Krampfpotentiale auch bei Patienten ohne manifeste
Anfälle vorkommen. Die Konsequenzen aus diesen Tatsachen werden
jedoch häufig nicht berücksichtigt.

RABE (1970) plädiert dafür, daß man in unklaren Fällen abwarten
und die Diagnose offen lassen soll, denn eine voreilige Entschei-
dung belastet den Kranken nicht nur mit einer oft jahrelangen
antiepileptischen Therapie, sondern auch mit der ganzen sozialen
Konsequenz dieser Diagnose. Das Offenlassen der Diagnose ist zu-
dem gerechtfertigt, da die Verlaufsbeobachtung oft die Kriterien
einer sicheren Diagnose bereitstellen.

Eine Bereicherung der Diagnose-Möglichkeit bieten die Langzeit-
Aufzeichnungen. RING und Mitarbeiter haben in einer prospektiven
Studie mittels Langzeit-Video-EEG-Aufzeichnungen 60 Patienten
untersucht, wobei in erster Linie klinische und elektrographische
Phänomene der videoregistrierten Episoden zur Differenzierung
pseudoepileptischer von epileptischen Anfällen verwendet wurden.
In 91 % der registrierten Fälle konnte eine Diagnose gestellt
werden.

Es wurden mindestens 3 Episoden von 6 - 8 Stunden Dauer regi-

striert. Auffallend war, daß bei Patienten mit pseudoepileptischen Anfällen zum Großteil bereits in den ersten Beobachtungs-
perioden Anfälle registriert werden konnten.

Eine Diagnose "pseudoepileptische Anfälle" wurde dann gestellt,
wenn die klinische Manifestation nicht kompatibel mit cerebralen Anfällen war, wenn das EEG artefaktfrei war und wenn keine
elektrographischen Beweise für iktale oder postiktale Aktivität
vorlagen.

Bei 33 Patienten mit unklaren Anfällen oder einer vermuteten
Kombination von epileptischen und pseudoepileptischen Anfällen
hatten 16 Patienten Pseudoanfälle und 17 Patienten epileptische
Anfälle.

In einer zweiten Gruppe mit 27 Patienten ohne Hinweise auf pseudoepileptische Anfälle, die jedoch therapieresistent waren,
konnten bei 24 Patienten eine Epilepsie diagnostiziert werden,
bei 4 wurden pseudoepileptische Anfälle registriert.

Interessant ist, daß der Beginn der Anfälle bei Pseudoepilepsie
zwischen 13 und 43 Jahren registriert wurde, bei epileptischen
Anfällen zwischen 1 - 42 Jahren.

Die Studie zeigte weiter, daß die Differenzierung zwischen epileptischen Anfällen und pseudoepileptischen Anfällen auf der
Basis der klinischen Beobachtung und der Anamnese oft inkorrekt
ist. Eine korrekte Verdachtsdiagnose durch den zuweisenden Arzt
lag bei epileptischen Anfällen bei 80 %, bei pseudoepileptischen
Anfällen bei 50 %.

Die direkte Beobachtung durch das Stationspersonal ermöglichte
eine korrekte Beurteilung von 80 % sowohl für epileptische wie
auch für pseudoepileptische Anfälle.

<u>Zur EEG-Diagnostik und antiepileptischen Therapie bei unseren
Patienten</u>

Alle Kinder wurden mit dem Verdacht einer Epilepsie, ein Großteil bereits mit der Diagnose Epilepsie - bestätigt durch patho-

logische EEG-Ableitungen - zugewiesen.
Es zeigte sich, daß bei einem Großteil auswärts erhobener positiver EEG-Befunde falsch positive Beurteilungen vorlagen, die
durch unser EEG-Labor nicht bestätigt werden konnten.

In dieser Untersuchung haben wir nur die an unserer Klinik durchgeführten EEG-Ableitungen einbezogen, da auswärts erhobene EEG-
Untersuchungen uns nur teilweise zur Beurteilung vorlagen.

Auf der Basis ausführlicher anamnestischer Erhebungen haben wir
eine primäre Unterscheidung in die in der Einleitung dargestellten drei Gruppen durchgeführt.

EEG-Untersuchungen in der Gruppe I (21 Kinder), bei denen Hinweise auf eine psychogene Ätiologie im Vordergrund standen, ergaben durchwegs Ergebnisse ohne epilepsiebeweisende Potentiale.
In allen Fällen wurden mehrere EEG-Untersuchungen durchgeführt.
Bei einzelnen Kindern liegen bis zu 10 und mehr EEG-Ableitungen
vor.

Bei 7 von 21 Kindern wurde jedoch vor der psychodiagnostischen
Untersuchung und der anschließenden Psychotherapie aufgrund
immer wieder auftretender Anfälle Antiepileptika eingesetzt.
Dabei kam es nur bei einem Kind zu einem Sistieren der Anfälle.
Bei 3 Kindern traten die Anfälle weiterhin auf, bei weiteren 3
Kindern kam es unter Antiepileptika sogar zu einer Verschlech-
terung der Symptomatik.

Die EEG-Untersuchungen in der Gruppe II (6 Patienten) ergaben
sowohl einzelne epilepsiebeweisende Ableitungen neben normalen
EEG-Ableitungen. Aufgrund der epilepsiebeweisenden Ableitungen
wurden die Kinder dieser Gruppe alle antiepileptisch behandelt.
In dieser Gruppe zeigte sich die Problematik und die Schwierigkeit einer Differentialdiagnose, die sich am EEG orientiert,
am stärksten. Hauptmerkmale dieser Gruppe waren, daß alle Patienten einen atypischen Verlauf, eine atypische Symptomatik,
typische Hinweise auf psychogene Auslöser oder ein Nichtansprechen auf Antiepileptika zeigten.
Bei 3 Patienten kam es aufgrund der Medikation zu einer Verschlechterung.

Bei allen Patienten kam es im Verlauf der Psychotherapie zum
Sistieren der Anfälle. Bei 4 Patienten haben wir auf Basis der
Gesamtdiagnostik die Medikation absetzen können. Alle blieben
anfallsfrei, weitere ambulante EEG-Kontrollen waren negativ.
In dieser Gruppe stellt sich die schwer zu beantwortende Frage,
ob bei diesen Patienten sowohl epileptische wie auch psychogene
Anfälle gleichzeitig vorliegen, oder ob es sich auch hier um
primär psychogene Anfälle bei Patienten mit einer verstärkten
Anfallsbereitschaft handelt. Die positiven Veränderungen im
Laufe der stationären Psychotherapie und der weitere Verlauf
sprechen unseres Erachtens für die vorrangige Bedeutung psychogener Faktoren.

In diesem Zusammenhang sind auch die Ergebnisse von EEG-Studien
bei gesunden anfallsfreien Kindern zu erwähnen, wobei bei 10 %
dieser Kinder positive EEG-Veränderungen registriert werden können.

Die EEG-Untersuchungen in der Gruppe III (5 Patienten) ergaben
deutliche Hinweise auf eine bestehende Epilepsie. Die diagnostische Unsicherheit in dieser kleinen Gruppe liegt mehr auf der
Ebene der sekundären psychischen Problematik. Mit Ausnahme eines
Kindes stehen alle unter bereits jahrelanger antiepileptischer
Therapie, die jedoch aufgrund zusätzlicher Verhaltensprobleme
und ausgeprägter psychischer Belastungen nicht den erwünschten
Erfolg zeigte. Durch eine medikamentöse Polypragmasie müssen
hier auch medikamentöse Nebenwirkungen beachtet werden.

Bei allen Kindern konnte während und nach der stationären Psychotherapie eine Dosisreduktion der Medikamente sowie ein Sistieren
oder eine deutliche Abnahme der Frequenz der Anfälle registriert
werden.

Psychodiagnostische Aspekte nicht-epileptischer Anfälle im Kindes- und Jugendlichenalter

<u>Zusammenhänge und Korrelationen zwischen Anfällen, anderen psychosomatischen Symptomen und Entwicklungs- und Verhaltensstörungen bei unseren Patienten</u>

Der somatisch orientierte Arzt ist in seinem kausalitätsbezogenen Denken gewohnt, direkte Zusammenhänge zwischen Symptom und symptomauslösenden Noxen zu suchen. Sowohl die Eltern als auch der behandelnde Arzt stehen unter einem gewissen Zwang, eine faßbare organische Ursache zu finden; die Eltern aus einem unbewußten Wissen um die wirklichen Probleme, die jedoch meistens abgewehrt werden müssen, da sie familiäre Dysfunktionen betreffen, der Arzt aus seinem Bedürfnis nach Verständnis für die vorliegende Symptomatik, die ihm auch die notwendigen therapeutischen Hilfsmaßnahmen erleichtert.

Wenn man die meist erkennbaren Zusammenhänge, wenn überhaupt welche eruierbar sind, genauer betrachtet, so sind sie meist trivial und kommen bei jedem anderen gesunden Kind genauso vor, ohne daß sie bei ihm eine Symptomatik auslösen. Die akute Streßsituation oder die momentane Belastung hat keinen direkten Bezug zu der Symptomatik, sie sind bestenfalls der "letzte Anlaß", die ein psychisch oder körperlich labiles Gleichgewicht zur Dekompensation bringen und damit eine Symptomatik manifest werden lassen.
Mit anderen Worten, nicht die belastende Streßsituation ist der kritische Faktor, sondern die Dauer der psychischen Belastung, die psychisch kranken Anteile des Patienten, seine Unfähigkeit, Probleme zu lösen oder zumindest zu kompensieren. Äußere Lebenssituationen, die vorliegende Ich-Struktur des Patienten und unseres Erachtens in erster Linie die Fähigkeit der Familie, mit-

einander zu kommunizieren und Probleme zu lösen,zusammen sind
maßgebend, ob eine Entwicklungskrise oder Beziehungsproblematik
gelöst werden kann,oder ob eine klinische Symptomatik den momen-
tanen Zusammenbruch im Sinne einer psychosomatischen Reaktion
signalisiert.

<u>Neurotische Verhaltensweisen und psychosomatische Reaktionen:</u>
Wir wissen, daß es bei einer genaueren Analyse der interpersonellen und intrafamiliären Situation kaum eine psychosomatische
Reaktion gibt, der nicht psychoneurotische Störungen oft jahre-
lang vorausgehen.
Die psychosomatische Reaktion zeigt damit an, daß primäre psychisch krankhafte Reaktionen nicht wahrgenommen oder von den
Eltern nicht adäquat beantwortet wurden. Die psychosomatische
Reaktion ist deshalb meist <u>das letzte Signal</u>, das den Zusammenbruch der eigenen Abwehrmechanismen und der tragfähigen intrafamiliären Beziehungssituation ankündigt.Vergleichen wir die Zeitdauer des Beginnes der psychosomatischen Symptome bis zur Klinikaufnahme mit der Zeitdauer der bereits vorher bestandenen Verhaltensstörungen bei unseren Patienten, so ergibt sich folgendes
Bild:
- Dauer des Bestehens der somatischen Symptome im Durchschnitt
  von 6 Monaten
- Dauer der psychoneurotischen Symptome im Durchschnitt von 5
  Jahren.

Daraus läßt sich ablesen, daß eine psychosomatische Reaktion
oft erst nach langdauernden Verhaltensstörungen auftritt, wenn
zum Zeitpunkt des Auftretens und Vorhandenseins der psychischen
Problematik dem Kind und seiner Familie keine adäquate Hilfe an-
geboten wird oder die Familie die bestehenden Probleme weitgehend verdrängt oder falsch interpretiert.

Kommen wir noch einmal zurück auf die sogenannten auslösenden
Faktoren der von uns untersuchten Kinder:
Trotz ausführlicher familientherapeutischer Gespräche, die in
der Regel mehr Informationen vermitteln als eine symptomorien-
tierte medizinische Anamnese, konnten wir nur in einzelnen Fällen direkt auslösende Faktoren ermitteln:
- Beginn der Anfälle nach dem Tod des Vaters, der an einem Ge-
  hirntumor verstarb,bei Margit im Alter von 3 Jahren.

- Beginn der Anfälle nach dem Tod des Lieblingshundes, zu dem
  Angelika (11 Jahre) eine enge Ersatzbeziehung aufgebaut hatte.
- Nach einem Streit der 5-jährigen Julia, die eine ausgeprägte
  hysteroide Charakterstruktur hat, mit ihrer Freundin.
- Beginn der Anfälle bei heftigen Auseinandersetzungen zwischen
  dem alkoholkranken Vater und der Mutter bei Helmut - seine An-
  fälle waren auf die familiäre Situation beschränkt.
- Korrelation der Anfälle mit angstauslösenden Situationen und
  Wutausbrüchen beim 12-jährigen Christoph.
- Beginn der Anfälle nach Scheidung ihrer Eltern mit Heimunter-
  bringung bei der 11-jährigen Heidi.
- Beginn der Anfälle bei frei flottierender Angst bei psychoti-
  schen Reaktionen beim 14 1/2-jährigen Georg.

Bei diesen geschilderten Kindern (20 %) konnten wir einen direkten Zusammenhang zwischen Anfallsgeschehen und äußeren Faktoren
erkennen, wobei aber auch hier eine langjährige Beziehungsproblematik und psychoneurotische Entwicklung vorlagen.

Korrelation mit anderen psychosomatischen Symptomen:
Eine signifikante Häufung zusätzlicher funktioneller, psychosomatischer Symptome fanden wir:

1. Im cardiovasculären Bereich:
    - 8 von 32 Kindern litten unter teilweisen heftigen Kopf-
      schmerzen oder unter einer Orthostasesymptomatik mit Kol-
      lapsneigung. Bei 4 Kindern kam es zu vorübergehendem Be-
      wußtseinsverlust.
ENGELHARD (1976) beschreibt das Kind mit orthostatischer Dysregulation als einen in seiner Autonomieentwicklung stark verun-
sicherten Menschen, der im Leistungsbereich oft überhöhte An-
sprüche an sich selbst stellt und gleichzeitig stark an seiner
Leistungsfähigkeit zweifelt. Rigide familiäre Beziehungsstrukturen, gestörte Autonomieentwicklung und Störung der expansiv-
aggressiven Persönlichkeitsentwicklung lassen somit bei Kindern
mit Orthostasesymptomatik ähnliche Zusammenhänge nachweisen, wie
bei Kindern mit klinisch unklaren Anfallsleiden.

2. Im respiratorischen Bereich:
    - 7 von 32 Kindern litten unter anfallsartigen Auftreten von
      Atemnot mit Erstickungsangst oder Globusgefühlen.

In diesem Zusammenhang ist zu erwähnen, daß in Studien über die
Auslösung von Petit-Mal-Anfällen oft Änderungen im respiratorischen System beobachtet werden mit einer Tendenz zur Hyperventilation, die zu einer vorübergehenden Blutalkalose führen kann.
Da die Krampfaktivität häufiger bei alkalotischen Patienten auftritt, kann die Alkalose als Trigger für die Anfälle gesehen
werden (LUBORSKY).

Korrelation zu besonderen psychoneurotischen Symptomen:
Außer den in dieser Studie genau analysierten Verhaltensstörungen ist zu erwähnen, daß im Zusammenhang mit den Anfällen bei
20 % unserer Patienten schwerwiegende psychoneurotische Reaktionen vorlagen:
- Suicidgefährdung oder bereits durchgeführte Suicidversuche bei
  3 Kindern.
- Psychotische Reaktionen zum Zeitpunkt der Aufnahme bei 2 Jugendlichen.
- Ausgeprägte zwangsneurotische Verhaltensweisen bei 2 Kindern.

Im Zusammenhang mit psychotischen Reaktionen möchte ich auf die
vor allem im Erwachsenenalter beschriebenen engen Zusammenhänge
zwischen Temporallappenepilepsie, psychotischen Reaktionen und
limbischem System hinweisen, wobei vor allem der Lokalisierung
in den Temporallappen eine Bedeutung zugemessen wird.
Ungefähr 40 - 50 % der Patienten mit Temporallappenepilepsie
zeigen eine Psychopathologie im Vergleich zu ca. 10 % bei anderen Epilepsieformen.

In einer Studie von STEVENS (1982), basierend auf objektiven
und projektiven psychologischen Testen und psychiatrischen Interviews,können keine signifikanten Unterschiede in Patienten
mit psychomotorischen Temporallappenepilepsien im Vergleich mit
generalisierten und fokalen (nicht-limbischen) Anfällen gefunden werden.
Auch die häufig erwähnte Assoziation zwischen Temporallappenepilepsie und Aggression konnte in kontrollierten Studien als
nicht signifikant beurteilt werden. Aggressives Verhalten tritt
ebenso bei Patienten mit generalisierten Epilepsien auf.
STEVENS führt diese unterschiedlichen Meinungen auf eine falsche
Interpretation zurück.

Einerseits sei die registrierte Häufigkeit stark beeinflußt durch
die Selektion - sie variiert von 100 % in psychiatrischen Spe-
zialkliniken zu 25 % in Universitätskliniken und 10 % in Pri-
vatpraxen. Andererseits tritt die Epilepsie 3 mal häufiger in
niedrigen sozioökonomischen Gruppen bei Patienten mit niedrigem
IQ auf, sodaß soziale Faktoren als Ursache der Psychopathologie
eine wesentliche Rolle spielen.

<u>Literaturübersicht über die Bedeutung emotionaler Faktoren bei
der Anfallsauslösung</u>

- BARKER (1948) beschreibt in einer ausführlichen Analyse einer
  Patientin mit Petit-Mal-Attacken Befunde, die ihn zur Schlußfolgerung führten, daß die Beeinträchtigung des Bewußtseins
  während des kleinen Anfalls dann eintritt, wenn unbewußte emotionale Spannungen Handlungen verlangen, die im ernsthaften
  Konflikt mit dem Verhaltensmuster stehen, welche die Patientin für sich akzeptiert hat.
- POWER (1940) kam in seiner Arbeit zu der Schlußfolgerung: "Die
  primäre Funktion des Gehirnes ist es, das Individuum zu einer
  Anpassung an seine Umgebung zu befähigen,und es kann sehr wohl
  sein, daß das psychosomatische Phänomen des Krampfanfalles
  einen rudimentären Anpassungsversuch im Anblick überwältigen-
  der Anpassungsschwierigkeiten darstellt".
Nicht nur bei hereditären Dispositionen, auch bei gesicherten
cerebralen Läsionen zeigen sich emotionale Faktoren, die bei
der Anfallsauslösung von Bedeutung sind.
- WEIZSÄCKER- zitiert nach JANZ, 1966 - sieht, wie nach ihm auch
  PLUGGE,in dem anfallsartigen Element das Verbindungsglied zu
  einer größeren nosologischen Einheit, die durch das Krisenhafte im Lebenslauf charakterisiert ist. Das Vorkommen verschiedener Anfallsarten, wie Migräneattacken, Gallenstein-
  attacken etc. könnten als Äquivalenznatur des Anfalles gesehen werden. JANZ (1948/49) sieht am Beispiel von drei Krankengeschichten - Epilepsie, Tetanie, Hysterie - das Verbin-
  dende in einer ähnlichen Affektkonstellation. "Gestaute Aggression verschafft sich Durchbruch beim Epileptiker in bru-
  talster Form, beim Tetaniker in ohnmächtiger Wut, beim Hyste-
  riker in masochistischer Wut".
- EPSTEIN und ERWIN (1956) sehen die Anfälle bei psychomotori-

scher Epilepsie als psychodynamisch ableitbares verstehbares
Verhalten, ähnlich wie bei Träumen.

Anfälle können benutzt werden, um unterdrückte Impulse vom Be-
wußtwerden zurückzuhalten, um aggressive Gefühle auszuagieren.
Dafür sprechen auch die Beschreibungen von Selbstinduktion von
Anfällen (LIDDEL, 1965).
Weitere Hinweise für die Bedeutung emotionaler Faktoren bei der
Anfallsauslösung sind in der direkten Beobachtung während gleich-
zeitiger EEG-Ableitungen gegeben (LUBORSKY - GOTTSCHALK).

L.LUBORSKY hat während der EEG-Ableitungen mit den Patienten
Gespräche geführt. Der Inhalt der Gespräche vor jeder Petit-
Mal-Periode wurde verglichen mit dem Inhalt während nicht par-
oxysmaler Perioden. Es wurden drei Petit-Mal-Patienten in je-
weils 4 Sitzungen auf diese Weise untersucht.
Bei einem Patienten traten bei charakteristischen Phasen jeweils
die Petit-Mal-Paroxysmen auf, verglichen mit Phasen, in denen
keine Konflikte angesprochen wurden.
Die paroxysmalen Phasen traten jeweils dann auf, wenn negative
Affekte, wie depressive und blockierte Gefühle, geäußert wurden.
Bei den beiden anderen Patienten konnten nur wenige psychologi-
sche Vorbedingungen Petit-Mal-Paroxysmen auslösen.
In früheren Arbeiten wurden folgende Entstehungsbedingungen von
Auslöser-Mechanismen von Petit-Mal-Epilepsie beschrieben:
- Blockierung starker Emotionen, die nicht zum Ausdruck gebracht
  werden dürfen -Frustration führt zu Aggressionen und Haß -
  Unerreichbarkeit der Eltern (GOTTSCHALK).
- Sprechen reduzierte die EEG-Symptome, Wünsche nach Liebe und
  Akzeptiertsein mit Angst vor Ablehnung verstärkten die EEG-
  Symptomatik (Frustration) - (GOTTSCHALK).
- Frei flottierende Angst und aggressive Reaktionen (BARKER).
- Situation mit fehlenden Lösungsmöglichkeiten und Hilflosig-
  keit (FREEDMAN und ADATTO).

Auch neuere Untersuchungen über anatomisch-physiologische Substrate, vor allem durch die Verwendung von Tiefenelektroden,
die im limbischen Bereich implantiert waren, zeigen, daß es
während emotionaler Ausbrüche zu EEG-Veränderungen in den tie-
fen Temporallappenkernen kommt, wenn die emotionale Dysfunktion
verschwindet, verschwinden auch die EEG-Abweichungen. Die Ab-

leitungen in der Tiefe zeigen konsistente Veränderungen während
des aggressiven Verhaltens. Auch eine Provokation von Aggression
durch ein psychiatrisches Interview führt zu denselben Veränderungen. Auch intensive Freude kann analog EEG-Veränderungen
auslösen (HEATH, 1982).
Zusammenhänge zwischen Temporallappenepilepsie, Manie und Schi-
zophrenie und dem limbischen System sind bekannt - sie weisen
in ihren psychopathologischen Manifestationen viele Ähnlichkei-
ten auf. Ich verweise auf den Sammelband, der anläßlich eines
Symposiums während des 3. Weltkongresses über biologische Psych-
iatrie herausgegeben wurde (Advances in biological psychiatry,
Vol. 8, Karger-Verlag).

Die Frage, ob Anfallsleiden psychosomatisch bedingt sein können,
wird von den Klinikern eher negiert. Auch die Tatsache, daß es
wenig Literatur über die Psychosomatik von Anfallsleiden gibt,
spiegelt wider, daß diese Probleme noch eine Domäne der klinischen Neurologen sind. Andererseits weiß und spürt jeder Arzt,
der viel mit Anfällen im Kindesalter zu tun hat, daß noch viele
Ungereimtheiten, Unvorstellbares auf diesem Gebiet der Anfallsleiden vor uns liegt. Die wenigen Studien über psychogene Faktoren, die zu Anfallsleiden führen, weisen darauf hin, daß Affekte wie Haß, Aggression, Depression, Blockierung von Gefühlen,
Frustration, Angst und Hilflosigkeit als auslösende Faktoren angesehen werden können. Sprechen über die Konflikte, Verbalisie-
rung von Emotionen scheinen die Frequenz von Anfällen zu ver-
mindern, während Schweigen, nicht fokussierte Aufmerksamkeit das
Auftreten der Paroxysmen verstärkt. (Hinweis auf den therapeutischen Effekt von psychotherapeutischen Maßnahmen.)

Erkennen und Deutlichwerden der Zusammenhänge zwischen psychosomatischer Reaktion und intrapsychischer oder interpersoneller
Konfliktsituation in der Psychotherapie

Wie bereits früher angedeutet, konnten direkte Auslöser nur bei
wenigen Patienten eruiert werden (S. 30), wobei die Bedeutung
des Auslösers wiederum nur im Verständnis der bereits vorliegenden Beziehungssituation interpretiert werden kann.
Leichter waren direkte Zusammenhänge nach der Therapie zu erkennen. Dies läßt sich dadurch erklären, daß das psychosomati-

sche Symptom anstelle einer direkten emotionellen Äußerung steht
und die Funktion hat, das Signalisieren der tatsächlichen Problematik, die meist in einer bedrohlichen Bezugsproblematik besteht,
zu verdecken, zu verdrängen - konfliktvermeidendes Verhalten in
Psychosomatikerfamilien.

Das Ziel der Therapie ist es, Konflikte deutlich zu machen, sie
offen anzusprechen, Beziehungskonflikte und pathologische Beziehungsmuster zu erkennen. Erst wenn das Kind und die Familie
in der therapeutischen Situation erleben, daß es erlaubt und
gleichzeitig befreiend ist, Emotionen zu äußern , wird die Funktion und der Ausdruckscharakter der psychosomatischen Reaktion
direkter faßbar.

Anstelle der psychogenen Anfälle treten z.B. Wut- und Aggres-
sionsausbrüche auf. Zuerst noch im Zusammenhang mit Anfällen,
die die Funktion haben, den nicht erlaubten Wutanfall so zum
Ausdruck zu bringen, daß man nicht dafür noch bestraft werden
kann - im weiteren Verlauf nehmen die psychosomatischen Reaktionen meist sehr rasch ab und anstelle der Anfälle treten aggressive und teilweise destruktive Tendenzen, wie sie meist vor Auftreten der psychosomatischen Reaktion schon bestanden haben.
Fast alle Kinder zeigen vor Beginn der somatischen Symptome eine
Phase starker Rebellion mit aggressiven und destruktiven Impulsen, die die familiäre Situation in einen Alarmzustand bringen -
fast schlagartig wird nach Auftreten der psychosomatischen Reaktion dieser Beziehungskonflikt wieder verschwinden, das Symptom
kann besser akzeptiert werden als der Beziehungskonflikt.

Wenn der erste therapeutische Schritt die Rückführung auf den
tatsächlichen Konflikt und die Zulassung direkter emotionaler
Reaktionen ist, so ist es der meist viel schwerere Teil der
therapeutischen Arbeit, mit diesen oft lange aufgestauten aggressiven Impulsen dieser Kinder umzugehen, daß sie nicht wieder in die Verdrängung zurückgeworfen werden. Andererseits müssen jedoch gleichzeitig alternative Verhaltensweisen aufgebaut
werden, die es dem Kind ermöglichen, mit seinen Impulsen konstruktiver umzugehen, sie in ihre positiven Persönlichkeitsan-
teile zu integrieren, damit sie nicht mehr abgespalten werden
müssen und pathogen bleiben.

Hier wird klar, daß diese therapeutische Arbeit nur im sozialen
Kontext auf der Beziehungsebene möglich sein kann. Sei es nun
auf der Beziehungsebene einer therapeutischen Gemeinschaft (psychotherapeutische Abteilung), wo das Kind in einer vielfältigen
Verflochtenheit mit Mitpatienten, Schwestern, Betreuern, Psychologen etc. steht und sein pathologisches Beziehungsmuster im
direkten Zusammenleben erkannt und therapeutisch modifiziert
werden kann - sei es in einer systemorientierten Familientherapie, in welcher die Rollenfunktionen und Beziehungsmuster innerhalb der Familie zum Fokus der therapeutischen Interventionen
gemacht werden.

Bedeutung und Funktion der psychogenen Anfälle aus der Sicht und Erlebnisweise der Kinder - direkte Aussagen und Phantasien als bildhafter Ausdruck des emotionalen Geschehens

Neben der Analyse der familiären Dysfunktionen und dem Erkennen
der Funktion und des Symbolgehaltes einer psychosomatischen
Reaktion können direkte aus der "Hier- und Jetzt-Situation" er-
kennbare Zusammenhänge (immediate observation) unsere Erfahrungen über psychogene Anfälle vermehren und geben auch gleichzeitig therapeutische Interventionsmöglichkeiten, vor allem in
"Gestalt-therapeutischer Hinsicht". Ein psychosomatisches Symptom kann in kurzer Zeit verschwinden, vorausgesetzt, es ist
funktionell, wenn der Patient beschreiben kann, was er im jeweiligen Moment für Körpersensationen erlebt - Wiederherstellung des psychosomatischen Bewußtseins. Projizierte Teile der
Persönlichkeit werden in das Ich integriert "leave your mind
and come to your senses" - Körpererfahrung löst den Abwehrmechanismus des Verstandes.

Der Patient tritt in Kontakt mit seinen negativen Emotionen und
nimmt direkten Kontakt mit seinen abgespaltenen Gefühlen auf,
die in verschiedenen Organsystemen lokalisiert werden. Feindseligkeit, Aggression, Angst und Depression sind die häufigsten
emotionalen Komplexe bei psychogenen Anfällen - sie werden pho-
bisch verdrängt und in somatische Reaktionen konvertiert, womit
sie in diesem Stadium verbal nicht mehr kommunizierbar sind. In
der Gestalttherapie wird diese verbale Kommunikation in Form
eines inneren Dialoges - "sprich zu deinem Kopf, der explodiert"

- wiederhergestellt.

- <u>Heidi</u> - 12 1/2 Jahre (direkte verbale Äußerung):
>   "wenn ich mich aufrege oder es zu laut wird, bekomme
>   ich Kopfschmerzen - es bleibt mir die Luft weg, ich
>   habe Angst, daß ich ersticken muß - ich kann nicht
>   mehr atmen - ich bekomme stechende Kopfschmerzen -
>   dann schießt es mir wie ein Pfeil durch meinen Kopf
>   und ich bekomme einen Anfall".

<u>Anamnestische Bemerkung</u>: Heidi kann Aufregungen und Schreie nicht
ertragen, weil dadurch ihre Angst und Hilflosigkeit aktiviert
wird, die durch jahrelange massive Auseinandersetzungen zwischen
ihrem alkoholkranken Vater und ihrer Mutter entstanden sind.
Während ihrer Anfälle hält sie die Hände vor ihr Gesicht und
sagt: "Ich kann das nicht mit ansehen."
Heidi hatte täglich mehrere Anfälle, die nach stationärer Aufnahme in einem auswärtigen KH und Behandlung mit einem Barbiturat in
der Frequenz und Intensität zunahmen. Gleichzeitig Zunahme der
Angstzustände und hysteriformer Verhaltensweisen. Nach stationärer Aufnahme auf der psychotherapeutischen Abteilung trat zwei-
mal ein Anfall auf, im Zusammenhang mit oben beschriebenen Angstzuständen - in der Folge war Heidi ohne Medikament anfallsfrei
und blieb es auch nach der Entlassung (Katamnesedauer 1 Jahr).

- <u>Peter</u> - 13 1/2 Jahre (Phantasieerzählung):
>   "Ich laufe durch eine Gasse - von allen Seiten kommen
>   Leute auf mich zu - sie schreien mich an, werfen mir
>   alle möglichen Sachen nach, verhöhnen mich - ich hatte
>   große Angst und bin weggelaufen - es kamen aber immer
>   mehr Leute, am Ende der Straße haben sie mich gefun-
>   den und zusammengeschlagen - ich konnte mich nicht
>   wehren - ich blieb über und über mit Blut verschmiert
>   auf der Straße hilflos liegen - dann kam eine Frau,
>   die hat mich aufgenommen und in ihr Heim gebracht -
>   sie hat mich gepflegt - die Verletzungen waren schwer
>   und ich bin gestorben."

<u>Anamnestische Bemerkung</u>: Die unklaren Anfälle von Peter wurden
ausgelöst durch beunruhigende Erlebnisse (Verletzungen, Sehen
von Blut) - er wurde jeweils bewußtlos, wenn er aufwachte, konnte

er nicht mehr auf den Beinen stehen, zitterte am ganzen Körper.
Seine Phantasie läßt die emotionale Situation erkennen. Bezeich-
nenderweise kam Peter erst nach seinem 2. Suicidversuch in psychotherapeutische Betreuung - die psychoneurotischen und psychosomatischen Signale waren bereits 2 Jahre vorher da, wurden aber
nicht wahrgenommen.

- <u>Georg</u> - 14 1/2 Jahre (direkte verbale Äußerung):
        "Ich frage mich selbst und weiß nicht, warum ich das
        mache - mit dem Kopf zittern und nicht mehr sehen kön-
        nen - ich kann einfach nicht anders."
<u>Phantasie</u>: "Ich bin allein gelassen und versuche, es zu verges-
        sen, aber ich kann es nicht - ich bin schuld am Tod
        meiner Mutter - weil ich sie so oft geärgert habe -
        ich werde mein ganzes Leben unruhig sein und versuchen,
        mich umzubringen - ich habe keine Wahl - entweder ich
        bin verrückt oder ich erblinde oder ich sterbe."

<u>Anamnestische Bemerkung</u>: Georg und seine Mutter stehen in einem
massiven Interaktionskonflikt, deren Grundlage eine fast symbiotische Beziehung darstellt, die den durch die Pubertät bedingten
Loslösungsprozeß bei Georg unmöglich macht - die Mutter reagiert
mit psychosomatischen Reaktionen (perforiertes Ulcus) und verbalen Drohungen wie: "Wenn Du so weitermachst, bringst Du mich
ins Grab", oder "Ich halte Dich nicht mehr aus, ich verlasse
Dich." Die Ausweglosigkeit dieser Beziehungssituation für Georg
wird in seiner Phantasie beklemmend verbalisiert. Die Symptomatik bei Georg verschwand, nachdem diese Beziehungskonflikte verbalisiert werden durften und Georg nicht mehr verantwortlich
für die Probleme seiner Mutter sein mußte.

- <u>Jürgen</u> - 11 Jahre (direkte verbale Äußerung):
        "Ich bekomme Kopfschmerzen - sie werden immer stär-
        ker - sie wandern in die Tiefe - dann plötzlich, wenn
        ich es nicht mehr aushalte, gibt es einen Zuck im
        Nerv."

<u>Anamnestische Bemerkung</u>: Die Anfälle von Jürgen vermitteln dem
Beobachter den Zustand massiver Ängste und Schmerzen - Jürgen
dreht sich im Kreis wie ein eingesperrtes wildes Tier und schreit.
Im Verlauf der Therapie kam es anstelle der motorischen Entla-

dung zu extremen Wutausbrüchen und anschließenden Depressionen
und Weinkrämpfen.

In diesen Selbstdarstellungen und Phantasien von Kindern und
Jugendlichen finden wir oft einen direkten Zugang zur Erlebnis-
welt des Kindes und damit zu einem Verständnis für die psychosomatische Erlebnisqualität des Symptoms. Hier können wir auch
ahnen, wie sich Angst und gestaute Aggressionen Durchbruch und
Erleichterung verschaffen in Form eines epileptischen Anfalles,
oder verstehen, daß das psychosomatische Phänomen des Krampfanfalles ein rudimentärer Anpassungsversuch im Anblick überwälti-
gender Emotionen ist.

Psychodiagnostik — Familiendiagnostik

<u>Psychische Grundproblematik - signifikante Verhaltens- und Interaktionsmuster - Ergebnisse der psychodiagnostischen und familiendiagnostischen Analyse bei unseren Patienten</u>

Wir fanden bei der Analyse unserer Patienten und ihrer Familienstruktur immer wiederkehrende signifikante Verhaltens- und Interaktionsmuster vor.
Wir werden für ein einfacheres Verständnis der Zusammenhänge die psychologischen Grundstrukturen zuerst gesondert darstellen und erst später die Beziehung zwischen Verhalten des Kindes und deren Entstehungsmechanismen im familiären Kontext beschreiben, da die Verhaltensweisen und die emotionale Struktur des Kindes nicht getrennt von seiner Familie dargestellt werden können. Die psychischen Grundstrukturen lassen sich in 4 Hauptgruppen beschreiben:

<u>Im emotionalen intrapsychischen Bereich:</u>
I)   - Angstsymptomatik - Hilflosigkeit
II)   - Aggressionssymptomatik - reaktiv-defensive Aggression, aktiv-destruktive Reaktionen als Angstabwehr - die aggressiven Impulse werden meistens blockiert und verdrängt.

<u>Im zwischenmenschlichen, vor allem im intrafamiliären Bereich:</u>
III)   - Entwicklung einer aggressiv-manipulativ (hysteroiden) Verhaltensweise
IV)   - Vorhandensein ausgeprägter Loslösungsprobleme - als Folge einer gestörten oder blockierten Autonomieentwicklung des Kindes.

I) Angstsymptomatik

Es ist vorwegzunehmen, daß Emotionen bei Personen mit psychosomatischen Erkrankungen fast immer verleugnet werden und ins Vor-
und Unbewußte verdrängt werden. Die direkte Frage nach Angstgefühlen wurde fast durchwegs verneint, doch zeigt sich die Angst
für den psychodynamisch und psychotherapeutisch geschulten Beobachter in vielfältigen Facetten - in Träumen, in Projektionen,
in der Art, wie dieses Grundgefühl verdrängt wird, z.B. durch
zwangsneurotische Verhaltensweisen, durch depressive Reaktionen,
durch hysteroide Reaktionen, sowie in einem gestörten Individuationsprozeß und einer nicht altersgemäßen Abhängigkeit von der
Mutter etc. Im folgenden kurzen Auszug aus der Lebensgeschichte
eines Patienten soll Entstehung und Umgang mit Angst in der Familie dargestellt werden.

Beispiel einer Familie, in der Angstgefühle völlig verdrängt werden müssen:

KARL ist 13 Jahre alt, er wurde an der Klinik aufgenommen, da er
neurologische Ausfälle und Episoden von Bewußtlosigkeit ohne faßbare klinische Pathologie hatte.
Im Erstkontakt war auffallend, daß Karl über seine Symptomatik
mit Distanz ohne emotionale Beteiligung sprach, als ob er über
das Schicksal eines ihm völlig Fremden spräche: "Es könnte sein,
daß ich einen Hirntumor habe, aber es scheint, daß das Computer-
tomogramm ganz normal ist."
Diese scheinbare Gelassenheit signalisiert eine totale Verdrängung der Angst, die nonverbal jedoch in der gesamten Haltung
und seiner Mimik zum Ausdruck kommt.
Diskordanz zwischen verbalen und nonverbalen Signalen geben
wichtige Hinweise auf eine emotionale Problematik, die aus ir-
gendeinem Grund verdrängt werden muß. Bei Karl wurde das Umgehen mit seiner Angst und das Verständnis für die Entstehung dieser emotionalen Gehemmtheit zu einer wichtigen therapeutischen
Intervention. Im Laufe der Therapie prägte Karl folgenden Satz:
"Wenn ich meine Angst frei zeigen könnte, dann müßte ich nicht
mehr bewußtlos werden."
Es zeigte sich, daß Karl ausgeprägte Angstzustände hatte, sie
aber nie direkt signalisieren konnte.
Er litt seit Jahren unter belastenden Alpträumen: "Ich werde
von einer großen Kugel überrollt, der ich nicht ausweichen kann
...ich werde von Schlangen verfolgt, denen ich nicht entfliehen

kann ..."
Die bereits in der frühen Kindheit vorhandene Angst wurde durch
Schlafstörungen und durch häufiges nächtliches Aufschreien si-
gnalisiert.

<u>Zur Genese der Angstverdrängung bei Karl:</u> In den familienthera-
peutischen Sitzungen wird deutlich, daß es in dieser Familie
nicht erlaubt ist, Gefühle zu äußern, ganz verpönt ist es, Angst
zu haben, was der Vater mit folgenden Worten zum Ausdruck bringt:
"Männer müssen stark sein, sie dürfen keine Gefühle zeigen und
schon gar keine Angst haben - jemand,der Angst hat, ist ein
Scheißkerl."
In der transaktionsanalytischen Interpretation dieser Grundein-
stellung des Vaters zur Angst wird deutlich, daß auch er seine
Angst völlig verdrängen mußte - er wurde extrem autoritär erzo-
gen, das Signalisieren von Gefühlen war in seiner Familie verpönt, Angst und aggressive Reaktionen waren verboten. Der Preis,
den der Vater dafür bezahlt, sind Depressionen und massive hy-
pochondrische Ängste - er hat Angst, an einem Kopftumor zu ster-
ben, er hat Angst, einen Kehlkopfkrebs zu bekommen, er leidet
unter psychosomatischen Reaktionen, wie unter Gastritiden, car-
dialen Sensationen, Schwindelanfällen etc. Auf die Frage, ob er
denn das Gefühl der Angst kennt, sagte der Vater: "Ich habe in
meinem Leben nie Angst gehabt, ich weiß nicht, was das ist" -
er erzählt dann weiter, daß er schon öfters an der Schwelle des
Todes gestanden habe: "So lag ich einmal mehrere Tage, nachdem
ich von den Ärzten bereits aufgegeben war, im Totenzimmer und
hörte den Arzt sagen - für den können sie heute auch den Sarg
bestellen."
Der Vater erzählt dies ohne emotionelle Beteiligung, ähnlich
wie Karl über das Erlebnis seiner Krankheit berichtet hat -
"Angst, nein Angst habe ich dabei nicht gehabt." Plötzlich wird
er nachdenklich und sagt: "Vielleicht ist das Angst, was ich in
letzter Zeit empfinde, wenn ich meine Depressionen habe - ich
fühle mich innerlich nervös und aufgewühlt,und ich weiß nicht,
wer ich bin, was ich will, ich kann diesen Zustand nicht mehr
ertragen."
Die Mutter berichtete nach diesem familientherapeutischen Gespräch, daß ihr Mann noch nie so befreit und offen war, er könne
jetzt auch ihre Angst und das Verhalten seines Sohnes besser
verstehen.

Das Akzeptieren seiner eigenen Angst, die zu haben ihm von seinen Eltern verboten wurde, war der erste Schritt, die Blockade
der eigenen Gefühle zu durchbrechen. Nur wenn es dem Vater gelingt, seine eigenen emotionalen Verdrängungen wieder lebendig
werden zu lassen, darf auch sein Sohn seine verdrängte und teilweise in Aggressionen und psychosomatische Reaktionen perver-
tierte Angst wieder in sein Ich reintegrieren - seine Angst müßte
nicht mehr länger abgespalten werden.

Einige Bemerkungen zur Genese und Funktion der Ängste:
Angst ist kein biologischer, sondern ein zwischenmenschlicher
Vorgang. Die Hauptquelle der Angst im Leben des Kindes wie des
Erwachsenen ist in zwischenmenschlichen Beziehungen zu suchen.
Der bindungslos oder in einer neurotischen Beziehungsstruktur
aufwachsende Säugling signalisiert seine Angst durch häufiges
Weinen und Schlafschwierigkeiten. Die Untersuchung angstneuro-
tischer Entwicklungen beim Kind läßt uns erkennen, daß in einem
hohen Maße unbewältigte eigene Ängste der Eltern die Ängste der
Kinder induzieren - der Angstpegel dieser Kinder ist chronisch
überhöht, je höher der Angstpegel des aus sich selbst heraus
hilflosen Kindes steigt, umso zielloser werden die Reaktionen
des Kindes. Die Angst spaltet zwischenmenschliche Beziehungen,
sie unterbricht Zärtlichkeit und Körperkontakt, unterbindet gerade jene Beziehungen, die das Gegengewicht gegen Angst darstellen könnten - nämlich Sicherheit und Geborgenheit. Im weiteren
Verlauf können diese nicht befriedigten Grundbedürfnisse nach
Sicherheit und Geborgenheit komplexe Gestalten annehmen, wie
Kontaktarmut, destruktive Aggressivität, hysteroide Reaktionsformen, in welchen das Kind einen permanenten Machtkampf um die
Erfüllung seiner Bedürfnisse führt. Diese Verhaltensweisen führen jedoch weiter in das Problem hinein, da durch diese inad-
äquaten Bewältigungsmechanismen wiederum positive zwischenmenschliche Beziehungen verhindert werden, die allein Angstfreiheit
ermöglichen könnten.

Es wird deutlich, daß eine Auflösung dieses Circulus vitiosus
der Angst nur in einer Veränderung der interpersonellen Beziehungen innerhalb der Familie ermöglicht werden kann. Dazu ist es
notwendig, unbewältigte Angst, Hilflosigkeit und Ausgeliefert-
sein der Eltern zu erkennen und in der therapeutischen Lösung
ihrer Kindheitsängste eine freie zwischenmenschliche Beziehung

zu den Kindern zu schaffen, die ihnen erlaubt, ihre verdrängten Ängste wieder direkter zu signalisieren. Das neue Verständnis ihrer eigenen Ängste ermöglicht es den Eltern, ihren Kindern nun Geborgenheit, Sicherheit vermitteln zu können. Ein anderes Wort für Sicherheit ist Angstfreiheit.

<u>Positive, wachstumsfördernde Aspekte der Angst:</u>
Die Angst darf aber nicht nur als krankheitsauslösend und als entwicklungsblockierend gesehen werden. Die Angst spielt auch in einer gesunden Entwicklung eine entscheidende Bedeutung. Sie hat einen Doppelaspekt: Sie kann uns lähmen, hilflos und krank machen, andererseits ist sie auch ein wesentliches Entwicklungsprinzip. Das Annehmen und das Meistern der Angst bedeutet einen Entwicklungsschritt, läßt uns ein Stück reifen - jede Entwicklung, jeder Reifungsschritt ist mit Angst verbunden, denn er führt uns in etwas Neues, bisher nicht Gekanntes. Angst wird immer dort ins Bewußtsein treten, wo unsere Entwicklung alte, vertraute Bahnen verläßt, wo neue Aufgaben zu bewältigen sind und Wandlungen, Veränderungen notwendig sind.
Entwicklung, Erwachsenwerden und Reifung hat mit Angstüberwindung zu tun. Das Ausweichen vor ihr und vor der Auseinandersetzung mit ihr (Verdrängung/Somatisierung) läßt uns stagnieren und hemmt die Weiterentwicklung.

<u>II) Aggressionssymptomatik</u>
Eine häufige Form eines Abwehrmechanismus bei Angst ist Zorn, Wut und Haß, der sich bis zur destruktiven, pathologischen Aggression steigern kann.
Aggression ist ein Bestandteil der "Sicherheitsmaschinerie", d.h. der früh erworbenen Hilfsmittel, mit denen sich das Selbst zu behaupten versucht. Wenn man zornig ist, leidet man nicht mehr unter Angst und Hilflosigkeit. So entfaltet sich das Spektrum von Ärger, Wut bis zur destruktiven Aggression im Kinde, wann immer Unsicherheit und Angst entsteht, kann es zu diesen Ablenkungsmanövern greifen. Und wiederum wird es von den Reaktionen der Eltern und der näheren Umwelt abhängen, ob sie diese Signale verstehen und helfen können, oder aus eigener Hilflosigkeit oder neurotischer Blindheit durch aggressive Gegenreaktionen den Circulus vitiosus fixieren und sich in einer Beziehung "negativer Gegenseitigkeit" festfahren.

Ähnlich wie bei der Angstsymptomatik sind zu dem Zeitpunkt, wenn
wir die Kinder mit psychogenen Anfällen sehen,vordergründig meist
keine aggressiven Verhaltensweisen vorhanden. Die direkte Frage
nach aggressiven Impulsen des Kindes wurde ähnlich wie die Frage nach Angstsymptomen verneint. Die aggressiven Reaktionen müssen verdrängt werden - die Folge davon und der Ausdruck davon
ist ja die Tatsache der notwendigen Somatisierung.
Im folgenden Auszug aus der Entwicklungsgeschichte eines Patienten soll die Entwicklung und der Umgang mit Aggressionen dargestellt werden.

<u>Falldarstellung:</u>
HELMUT ist 12 1/2 Jahre alt - er wird stationär aufgenommen,
nachdem es vor drei Wochen zum Auftreten von "Ohnmachtsanfällen"
kam, deren Frequenz und Dauer fortwährend zunahmen, sodaß es bis
zu 30 - 50 Anfällen pro Tag kam. Helmut fällt dabei "wie vom
Blitz getroffen" plötzlich zusammen und ist motorisch völlig
schlaff - Herz- und Kreislauffunktion sind dabei nicht alteriert
- vier EEG-Ableitungen sind negativ - es lag keine faßbare organische Pathologie vor.

<u>Einige relevante Fakten aus der Anamnese:</u>
Der Vater von Helmut ist Alkoholiker - zwischen ihm und seiner
Frau sind aggressive und destruktive Beziehungsmuster die Regel, sie gehen bis zu Körperverletzung und Demolierung der Woh-
nung.
Wenn der Vater am Wochenende betrunken nach Hause kommt, versteckt sich Helmut in seinem Zimmer oder verläßt das Haus - er
hat Angst, daß ihm sein Vater etwas antun könnte, wenn er sich
wehrt oder seine Mutter zu schützen sucht.
Angst - Pavor-nocturnus-Anfälle - Stottern, Orthostasesymptomatik und Kopfschmerzen als psychosomatische Reaktion gingen
der jetzigen Symptomatik während Jahren voraus.
Helmut entwickelte in dieser Realisation von Drohungen und äußerer Gewalt folgende Reaktionsformen:
Versuch einer Anpassung, Rückzug, Abkapselung und Verdrängung
seiner Emotionen: Helmut wirkt anfänglich auffallend angepaßt
und in seinem Verhalten unauffällig. Auslösende Situationen
oder entsprechende Emotionen in Korrelation zu seinen Anfällen
waren nicht zu erkennen. Erst im Verlauf der Therapie werden
diese Zusammenhänge langsam deutlich, nachdem es ihm und uns

möglich wurde, die Blockade, seine Affektsperre zu lösen. Es
wird erkennbar, wie das Durchbrechen aggressiver Impulse soma-
tisiert wird - er hält die Luft an, wird rot im Gesicht, dann
bekommt er stechende Kopfschmerzen, die den Anfall auslösen.
Helmut schildert dies folgendermaßen: "Es ist, als ob in meinem
Kopf etwas explodieren würde, dann werde ich bewußtlos." Nach
dem Anfall besteht ein "Totstellreflex", der verhindert, daß
seine Emotionen durchbrechen, und signalisiert die Ohnmacht in
der vorliegenden Konfliktsituation (Ausdruckswert der Symptom-
wahl). Versteckt und unbemerkt ablaufende Aggressionen konnten
anfänglich nur in den projektiven Testen deutlich erkannt und
erst im Laufe der Therapie direkt und adäquat zum Ausdruck gebracht werden.
In der Anamnese konnten erst später von der Mutter explosions-
artige Wutausbrüche zu Hause angegeben werden - Helmut hat in
unbeachteten Augenblicken alle möglichen Gegenstände demoliert
oder er schlug wie wild um sich und schimpfte seine Mutter eine
Hure.
In seinen Projektionen wird jedoch die ganze Gewalt seiner ganzen aufgestauten Aggressionen deutlich. Projektionen im TAT
(thematischer Apperzeptionstest):
"Der Junge ist hypnotisiert - er hat jemanden umgebracht, aber
er hat keine Schuld - und als er wieder aufwachte, fragte er
ängstlich 'was habe ich getan'. Er verschwieg alles, weil nie-
mand ihm geglaubt hätte, sie hätten ihn alle für schuldig gehalten".
"Die Frau weint, weil ihr Mann sie geschlagen hat - sie hat eine
Pistole - sie hat ihren Mann erschossen".
"Oje, der hat seine Frau umgebracht - er wollte es nicht - aber
es ist passiert, weil er betrunken war".

Später konnte Helmut seine Aggressionen Schritt für Schritt besser verbalisieren. Dazu ein Beispiel:
"Auf meinen Therapeuten habe ich eine Wut - ich kann sie nicht
beschreiben. Wenn mich der Zorn packt, könnte ich ihn in der
Luft zerreißen - aber er ist nie da, wenn ich die Wut habe,
dann muß ich einen Blödsinn nach dem anderen machen, ich zer-
reiße alles, ich laufe fort, ich mache Überschwemmungen, ich
schlage Gläser zu Scherben - dann stelle ich fest, daß dies gar
nicht sein müßte. Ich kann nichts dafür, aber etwas Unsichtbares
zwingt mich dazu, und ich kann es nicht beschreiben. Aber wenn

ich das tue, dann kommt der Therapeut und redet mit mir " (aggressive Reaktionen als Aufforderung zur zwischenmenschlichen Kommunikation).

Erst durch die Übertragung der aggressiven Reaktionen, zuerst versteckt auf die anderen Kinder, später immer offener und direkter auf den Therapeuten und die Betreuer war es uns möglich, die Aggressionen zu erkennen und eine Verarbeitung seiner gestauten Aggressionen zu ermöglichen. Die Anfälle von Helmut traten nicht mehr auf. Wir brachten Helmut in einem Internat unter, auch dort blieb er anfallsfrei, bis seine Mutter ihn zu sich nach Hause nahm, weil sie, wie sie sagte, "ohne ihn nicht leben könne". Helmut bekam wieder Anfälle, aber diesmal nicht mehr die "stillen Anfälle - Ohnmachtsanfälle", sondern bis zu Stunden dauernde "Schrei- und Tobsuchtsanfälle", die dann später wieder in Ohnmachtsanfälle übergingen. Bei der 2. stationären Aufnahme verschwanden diese Anfälle in dem Augenblick, als er in die Klinik kam, die Rettungsmänner mußten ihn vorher tragen, da er unentwegt seine Ohnmachtsanfälle bekam.

<u>Bedeutung und Funktion der Aggression und der Verdrängung aggressiver Impulse:</u>

Wir müssen uns klar sein, daß aggressive Reaktionen sehr unterschiedliche Bedeutung haben können, sie müssen vor allem im familiären interpersonellen Kontext gesehen werden, um richtig interpretiert werden zu können.

<u>Man muß die verschiedenen Formen der Aggressionen differenzieren:</u>

ELHARD (1974) differenziert die Aggression in seinem Buch "Aggression als Krankheitsfaktor" in drei Hauptgruppen:

a) <u>Aktiv-spontane (vermutlich endogene) Aggression ohne subjektive Feindseligkeit:</u>

    Sie entspricht der von Erich FROMM bezeichneten gutartigen Aggression (in Anatomie der menschlichen Destruktivität). Sie ist eine biologische adaptive Aggression und als Reaktion auf die Bedrohung vitaler Interessen zu verstehen - sie dient der gesunden Entwicklung des Menschen - ihr Ziel ist die Selbstbehauptung und Selbstverwirklichung. Endziel dieser Aggressionsform ist die "reife Aktivität" in ihrer schöpferisch-konstruktiv-kreativen Form.

b) <u>Reaktive defensive Aggressionen mit Feindseligkeitsanteil</u>

<u>als Angstabwehr:</u>
Diese Form der Aggression ist eine Reaktion auf Einflüsse,
die von außen kommen und die Person - die Integrität eines
Kindes, seine Wachstumspotenz blockieren. Seien es Überfor-
derungen - neurotische Erwartungshaltungen - problematische
Zuschreibungen innerhalb der Familie oder aggressive Erzie-
hungs- und Umwelteinflüsse - Verbote und Gebote, wobei man
auch Verwöhnungen - overprotektive Haltungen der Eltern als
Blockade der Entwicklungspotenzen eines Kindes ansehen muß.
Die Aggression ist eine Antwort auf den faktischen, phanta-
sierten oder zunächst subjektiv so erlebten Angriff wichtiger
Bezugspersonen und die Aktion dient primär der Verteidigung
des bedrohten Ich, der Angstabwehr (Ausweglosigkeit erzeugt
Aggressivität). Ein Teil der bei unseren Patienten anzutref-
fenden Aggressionen fällt in diese Gruppe.

c) <u>Die aktiv-destruktive Aggression mit überwiegender und subjektiv intendierter Feindseligkeit und Zerstörungstendenz:</u>
Die gesunde Aggression (a), die durch die Umwelt blockiert
wird - z.B. durch Eltern, die aufgrund ihrer eigenen Entwicklungsgeschichte Aggressionen nicht ertragen können und ab-
wehren müssen - die daraus entstehende reaktive defensive
Aggression (b) kann sich in eine Aggressionsform umwandeln,
die über die abwehrende Defensivaktion hinausgehend zum ak-
tiv-destruktiven Zerstören und Verletzen bis zum sadistischen
Quälen gehen kann.
Die Analyse solcher Aggressionsformen ergibt, daß auch sie
letzten Endes reaktiv sind und nicht in der Pathologie des
Kindes zu suchen sind. Sie sind Folgen schwerer Versagungen,
Kränkungen, Demütigungen und Einschränkungen primär gesunder
Entwicklungspotenzen.

Hinter diesen aggressiven Reaktionen steht der Wunsch und die
Fähigkeit eines Menschen zur Selbstbewahrung, zur Selbstbehauptung, sein Anspruch auf Verwirklichung seines persönlichen Lebens. Aktiv und angemessene Selbstbehauptung ist die Grundbe-
dingung einer gesunden Entwicklung. Aggression entsteht aus der
Blockade jeglichen Selbstverwirklichens, durch die Verhinderung
einer wachstumsfördernden, gesunden Auseinandersetzung des Kindes mit seiner Umwelt.

Ich bin ausführlich auf die psychodynamischen Aspekte der Aggression eingegangen, da sie in der Therapie der Kinder mit psychosomatischen Symptomen, insbesondere bei den in dieser Arbeit behandelten Kindern mit "psychogenen Anfällen" eine zentrale Rolle spielen. Das Gelingen einer Rückführung der pathologischen Aggression in eine gesunde wachstumsfördernde Auseinandersetzung mit der Umwelt im Sinne einer Vermehrung der eigenen Autonomie bildet die Voraussetzung, die zum Abbau und Verschwinden der psychosomatischen Reaktionen führt. Nach unseren Erfahrungen sind es die Aggressionsformen b + c, die eine pathogenetische Rolle bei psychosomatischen Erkrankungen spielen.

Wie schon angedeutet, sind die Aggressionen bei Kindern mit psychogenen Anfällen meist verdeckt und nicht vordergründig sichtbar. Sie müssen aus verschiedenen Gründen verdrängt und unter Kontrolle gebracht werden - weil in diesen Familien aggressive Reaktionen nicht erlaubt sind - resultierend aus der Lebensgeschichte der Eltern - dadurch kann das Kind auch nicht lernen, mit seinen aggressiven Gefühlen adäquat umzugehen - sie werden dadurch so intensiv, daß sie aus diesem Grunde auch von seiten des Kindes unter Kontrolle gehalten, verdrängt werden müssen, weil sie wiederum Angst auslösen. Wenn vorerst die aggressiven Impulse in Form von Todes- und Mordphantasien, in Alpträumen deutlich werden, müssen sogar diese Träume und Aggressionswünsche verdrängt werden, was sich darin zeigt, daß meist vor Ausbruch der psychosomatischen Erkrankungen die Alpträume bei den Kindern versiegen. Anamnestisch läßt sich vor Ausbruch der psychosomatischen Erkrankungen oft eine Phase aggressiven und rebellischen Verhaltens erkennen, die dann durch die Reaktion der Umwelt blockiert wird.

In der Therapie kehrt sich dieser Prozeß um. Die psychosomatischen Symptome verschwinden in dem Maße, als es dem Kind möglich wird, seine negativen Emotionen zu äußern und in eine konstruktive Auseinandersetzung - in eine Beziehung zum Therapeuten, zu den Betreuern, zu seinen Eltern zu treten. Der Aufbau tragfähiger und offener Beziehungsstrukturen wird zum zentralen Geschehen der therapeutischen Beziehung.

III) Entwicklung von aggressiven-manipulativen (hysteroiden) Verhaltensweisen als Ausdruck einer gestörten Interaktion zwischen Eltern und Kind

Bei der Hälfte der in dieser Studie untersuchten Kinder konnten wir in der Analyse der familiären Beziehungsdynamik eine ausgeprägte aggressiv-manipulative Beziehungsstruktur zwischen Kind und einem Elternteil - meistens der Mutter - erkennen. Sie sind interaktions-dynamisch gesehen ein Ausdruck gegenseitiger Abhängigkeit, die zu einer Entwicklungshemmung und ungenügender Differenzierung der Ich-Struktur beim Kind führt. Es wird damit durch diese Interaktionsstruktur eine gegenseitige Abhängigkeit geschaffen, die einerseits Angst, Hilflosigkeit, andererseits Aggressionen, Rebellion und frustrane Loslösungsversuche entstehen lassen. Die schrittweise Entwicklung von der Fusion zur Individuation wird blockiert. Die Kinder bleiben fusionistisch gebunden - man bezeichnet damit den Zustand des Abhängigseins, der mangelnden Differenzierung, der mangelnden Autonomie innerhalb des familiären Beziehungsgefüges.

Verhindert wird der Individuationsprozeß, der die lebenswichtigen Veränderungen umfaßt, die einen Menschen dazu befähigen, sich als eigenständige und separate Einheit innerhalb eines Beziehungsgefüges zu sehen, in dem er fest verankert ist. Es ist die immer stärkere Artikulation des "Ich" innerhalb des "Wir" der Familie.

Nicht altersadäquate Abhängigkeit macht Angst, Angst, allein gelassen, verlassen zu werden, Angst, hilflos ausgeliefert zu sein. Diese Angstgefühle sind der Inhalt der meisten Träume dieser Kinder.

Das manipulative Verhalten des Kindes in diesen Studien ist in hohem Maße korreliert mit der Angst, die Eltern zu verlieren, von ihnen verlassen zu werden. Diese Angst kann objektiv begründet sein, z.B. Scheidungswunsch der Eltern - sie ist jedoch öfters subjektiv empfunden, wenn die Kinder die Eltern in permanenten Zwistigkeiten erleben. Über charakteristische familiäre Dysfunktionen in diesen Familien werden wir später ausführlich berichten.

Falldarstellung:

ANGELIKA ist 11 Jahre alt - sie wurde stationär aufgenommen, da sie seit 6 Monaten Anfälle hat, die die Eltern als "Zitteranfälle" beschrieben - Blaß-werden im Gesicht - Auftreten von to-

nisch-klonischen Verkrampfungen an den Extremitäten - die Anfälle wurden zum Zeitpunkt der stationären Aufnahme intensiver
und frequenter. Beginn der Anfälle nach dem Tod des Lieblingshundes (- Trauerreaktion - Verlustangst).

Das familiendiagnostische Interview ergab folgendes Bild: Angelika zeigte bereits seit ihrer frühen Kindheit eine ausgeprägte
psychische Labilität - sie reagierte bei den kleinsten Anlässen
überschießend - konnte vor allem keinerlei Kritik ertragen. Beide Eltern entwickelten Angelika gegenüber eine overprotektive
Haltung. Im weiteren Verlauf wurde deutlich, daß Angelika durch
ihr Verhalten in einem starken Maße manipulativ auf ihre Eltern
einwirkte. Vor allem durch ihre extreme Neigung zu Angstreaktionen, die vorwiegend nachts auftraten. Typischerweise konnten die
Anfälle, die fast ausschließlich nachts zwischen 1.00 und 2.00
Uhr auftraten, unterbrochen werden, wenn Mutter oder Vater bei
Angelika schliefen. Die Eltern spürten intuitiv, daß sie von
ihrer Tochter mit ihren Anfällen gezwungen wurden, sie nie allein
zu lassen. Die Reaktion der Eltern auf die Angst ihres Kindes
war inadäquat, sodaß sich stark manipulative Verhaltensweisen
entwickelt haben, die die Beziehungsstruktur zwischen Kind und
Eltern sehr problematisch werden ließen - der angst-induzierte
Kreis war damit geschlossen.

Im weiteren Verlauf entwickelte sich eine extreme Abhängigkeit
zwischen Angelika und ihrer Mutter - die sich einerseits in
einem verwöhnenden ängstlichen und überfürsorglichen Verhalten
- andererseits in einer aggressiven Auseinandersetzung und gegenseitigen Manipulationen manifestierte. Mutter und Tochter
schienen in einem permanenten Machtkampf völlig festgefahren.
Wo lagen nun die Gründe für die ursprüngliche Ängstlichkeit von
Angelika?

Der erste Hinweis, daß es sich primär um eine angstneurotische
Problematik bei der Mutter handelte, zeigte sich nach Absprache
einer stationären Behandlung. Die Mutter konnte zur Aufnahme
nicht mitkommen, da sie Angst hatte, sie könne die Trennung von
Angelika nicht ertragen. Es traten bei ihr nach der Klinikaufnahme der Tochter starke Angstreaktionen auf, sie konnte nicht
mehr schlafen, weil sie daran denken mußte, daß zwischen 1.00
und 2.00 Uhr nachts bei Angelika die Anfälle auftreten würden.

Sie konnte nichts mehr essen und hatte in 2 Wochen 10 kg Gewicht abgenommen. Sie war psychisch am Rande einer Dekompensation und mußte ärztlich und medikamentös betreut werden. In ihrer Vorstellung glaubte sie, Angelika würde es gleich gehen, sie könne die Trennung nicht ertragen, wobei jedoch nach unseren Beobachtungen Angelika eher ein unbeschwertes fröhliches Mädchen war, das insbesondere keine angstneurotischen Verhaltensweisen zeigte. Charakteristischerweise ist durch die Trennung von Kind und Mutter anläßlich der stationären Psychotherapie, wie wir es fast regelmäßig bei induzierten Ängsten durch die Eltern sehen, zum ersten Mal die Angstneurose der Mutter manifest geworden. Durch diese Reaktivierung ihrer Ängste, die auf ihre frühkindliche Entwicklung zurückgeführt werden konnte, war ein direkter therapeutischer Zugang möglich. Die Problematik kann aber nicht nur in der dyadischen Mutter-Kind-Beziehung, sondern muß im gesamtfamiliären Kontext gesehen werden.

In der Familie von Angelika zeigte sich folgende <u>Partnerproblematik</u>:
Die Mutter fühlte sich überfordert, von ihrem Mann hintergangen – "er ist immer weg und vergnügt sich, ich muß zu Hause sitzen bei meiner kranken Tochter" – es entwickelte sich bei der Mutter eine extreme Eifersucht bis zu paranoiden Gedanken – "ich weiß, daß mein Mann mit seinen Freunden über mich schlecht spricht" – beide Ehepartner gehen eigene Wege, wobei die Mutter völlig resigniert, sich als "blöd" vorkommt – sich zu Hause eingesperrt und sich in ihrer Selbstverwirklichung behindert fühlt.
Die Angstbereitschaft des Kindes wird sicherlich zu einem wesentlichen Teil durch die Partnerproblematik mitbestimmt, beide Eltern sind in ihrer Haltung Angelika gegenüber in erzieherischen Extrempositionen – die Mutter ist streng, der Vater versucht, dies wieder durch Nachsicht auszugleichen. Sicherlich auch dadurch, weil er damit versucht, ebenfalls eine Beziehung zu seiner Tochter zu ermöglichen, die durch die symbiotische Verklammerung zwischen Angelika und der Mutter verhindert wird. Beide Eltern machen sich gegenseitig starke Vorwürfe, daß jeweils der andere Schuld an den Problemen des Kindes habe.

Die Partnerproblematik wird über das Kind ausgetragen, was in der systemorientierten Familientherapie als Triangulation beschrieben wird. Damit ist die Austragung des Konfliktes auf der

Ebene, wo er vorliegt, nicht mehr möglich und dadurch kann es
auch keine adäquate Lösung geben. Die gegenseitige Verstrickung
ist die Folge. Vorwurf der Mutter an ihren Mann "du bist nie zu
Hause, du flüchtest dich in den Alkohol, mit dir kann man nicht
mehr reden" - sowie des Vaters an seine Frau "auch mit dir kann
man nicht mehr reden, du wirst sofort aggressiv und hysterisch
wie Angelika, euch kann man nur noch aus dem Wege gehen" - verhindern eine Konfliktlösung. Die gemeinsame Sorge um das kranke
Kind - Funktion der Krankheit - allein hält die Familie noch zusammen.

In diesem Zusammenhang ist die Entwicklung einer fast symbiotischen Beziehung der Mutter zu ihrer Tochter verständlich, die
Tochter, für die sie dasein muß, hilft ihr, ihr Gefühl des
"Nichts-wert-seins" zu kompensieren. Die Familienhomöostase
wird aufrechtgehalten, allerdings zu dem hohen Preis einer Störung des Individuationsprozesses beim Kind. Aus dieser Partnerproblematik wird weiter verständlich, daß Angelika Angst hat,
ihre Eltern zu verlieren, allein gelassen zu werden. Durch ihre
Symptomatik liefert sie ihren Beitrag, um die Familie vor dem
Auseinandergehen zu schützen. Aus dem systemorientierten Thera-
pieverständnis heraus kann Angelika ihre Symptomatik nicht auf-
geben, solange der Partnerkonflikt nicht gelöst werden kann.
Angelika war einige Tage nach stationärer Aufnahme und gleichzeitiger Familientherapie anfallsfrei und blieb es auch zu Hause. Zwei Anfälle, die wir auf der Station beobachten konnten,
traten in der Nacht auf, waren deutlich ausgelöst durch Angstgefühle und konnten durch ein beruhigendes Gespräch mit der
Nachtschwester unterbrochen werden.

<u>Bemerkungen zur Genese und Funktion manipulierender hysteroider
Verhaltensweisen aus der Perspektive der Familientherapie:</u>
Manipulativ-hysteroides Verhalten ist die kindliche Antwort auf
eine Dysfunktion in der familiären Kommunikation. Sie weist
darauf hin, daß ein Nichteingehen oder ein Nichterkennen kindlicher Primärbedürfnisse vorliegt. Sie spiegelt letzten Endes
die frustranen Versuche eines Kindes in seinem Bedürfnis nach
Selbstbestimmung, nach Selbstwert und Autonomie wider. Seine an
sich gesunden Entwicklungskräfte in der Auseinandersetzung mit
der Umwelt treffen auf Widerstand seitens verunsicherter, neurotischer, in der Erziehung hilfloser Eltern, die durch die Eigen-

verwirklichung ihrer Kinder narzißtisch gekränkt werden. Es
sind Eltern, die aufgrund ihrer eigenen Problematik nicht zu
einem Dialog fähig sind. Anstelle eines wachstumsfördernden Dialoges treten Erziehungsmaßnahmen, die das Ziel haben, innere
Verunsicherung mit Macht - zumindestens dem Kind gegenüber -
zu kompensieren. Daß auch Erziehungserfahrungen aus der eigenen
Kindheit eine Rolle spielen, ist deutlich, doch werden diese
eigenen Erfahrungen, die ja meist das elterliche neurotische
Fehlverhalten bedingen, nicht genügend reflektiert und schablo-
nenhaft weitergegeben. Letzten Endes ist der erlebbare Eindruck
einer gestörten Eltern-Kind-Beziehung ein gegenseitiger Kampf
um Macht und Anerkennung.

Mir scheint es wichtig, den Begriff Hysterie hier aus der familiendynamischen Perspektive zu definieren, um damit klar aufzuzeigen, daß es sich primär nicht um eine Psychopathologie des
Kindes oder Jugendlichen handelt, sondern um eine Pathologie
der intrafamiliären Kommunikation.
Die Klärung des Begriffes Hysterie ist auch deshalb wichtig, da
in der Literatur unter dem Begriff "Hysteroepilepsie" diejenigen Anfallsarten subsumiert werden, bei denen eine psychogene
Ätiologie oder psychogene Auslöser angenommen werden.

Uns erscheint diese Diagnose zu unscharf und zu diffus, weil
zu viele unterschiedliche psychische Störungen unter diesem Begriff subsumiert werden und dadurch eine gezielte Psychotherapie
erschwert wird und diese Diagnose den unterschiedlichen Bedingungen psychogener Auslöser nicht gerecht wird.

DÜHRSSEN (1967) und JANZ (1969) beschreiben die Hysteroepilepsie folgendermaßen: "Vielleicht benützt der Epilepsiekranke tat-
sächlich diese "organischen Schiene-Anfälle" häufiger, um seine
seelische Not zu demonstrieren, aber nicht in Form eines "reinen'
psychogenen Anfalls, sondern in Form eines psychisch ausgelösten
epileptischen Anfalls - eine Reaktionsweise, die bisher wenig
erforscht und deren Erforschung methodisch und wissenschaftlich
auch schwer in den Griff zu bekommen ist."

Der Begriff Hysteroepilepsie kommt aus der Erwachsenenmedizin
und wird in der Pädiatrie kaum verwendet. In einer Arbeit aus
dem holländischen Epilepsiezentrum Breda von J.H. BRUENS wird

in einer Untersuchung von 511 Epilepsiekranken in 17 % der Fälle
eine Hysteroepilepsie (pseudoepileptische Anfälle) diagnostiziert, betroffen ist vorwiegend die Altersklasse von 16 - 20
Jahren. Da der Begriff Hysterie sehr affektbeladen ist, wird
in dieser Epilepsieklinik der neutrale Terminus "pseudoepileptische Anfälle" verwendet.

Die Erfahrung des Autors, daß bei Patienten mit pseudoepileptischen Anfällen einerseits die zeitweilige Trennung aus dem All-
tagsmilieu - bei unseren Kindern ihre Familien - oder das Gelingen einer positiven Zukunftsplanung - Verwirklichung der
Autonomie, Selbstwertgefühl und Kompetenz die wesentlichsten
Voraussetzungen für eine Heilung oder Besserung der Symptomatik darstellt, entspricht ganz unserer Erfahrung, daß gerade
die Lösung von familiären Beziehungskonflikten einerseits und
die Vermittlung von Selbstwertgefühl altersadäquate Kompetenz-
bereiche, sowie die Ermöglichung einer Individuations- und
Autonomieentwicklung bei unseren Kindern und Jugendlichen die
wesentlichsten Bedingungen für eine Heilung darstellen.
In der oben zitierten Arbeit von J.H. BRUENS sind von 32 Patienten mit pseudoepileptischen Anfällen, die eine positive Zu-
kunftsperspektive hatten, 30 Patienten genesen, während von 16
Patienten ohne Zukunftschancen nur bei 2 Patienten die Anfälle
sistierten.

Prof. KRUSE (1978) aus der Epilepsieklinik Kehl-Kork beschreibt
in seinem Erfahrungsbericht über die Kombination hysterischer
und epileptischer Anfälle im Kindes- und Jugendalter den "hysterischen Anfall" als unbewußt ablaufenden psychischen Vorgang,
bei dem das körperliche Symptom "Anfall" benutzt wird, um der
Umwelt seelische Not und Hilfsbedürftigkeit zu signalisieren,
Beachtung und Zuwendung zu erzwingen, an das Mitleid der Um-
stehenden zu appellieren und Frustrationen oder Anforderungen auszuweichen. Um den negativen Vorurteilen und Abwehrmechanismen
durch den Begriff "hysterisch" auszuweichen, werden von dieser
Arbeitsgruppe die Begriffe "seelisch bedingt" oder "psychisch
ausgelöst" verwendet.

IV) Loslösungsprobleme - Störung oder Blockade der Autonomie-
    entwicklung
Es erscheint mir charakteristisch, daß es gerade in der Periode

des pubertären Reifungsprozesses zur Eskalation von Beziehungsproblemen kommt, die sich häufig aufgrund einer gestörten Ich-
Entwicklung, einer gestörten Autonomieentwicklung nicht mehr auf
der Ebene der Kommunikation, des Dialoges bewältigen lassen und
sich in Form von psychosomatischen Symptombildungen auch im Bereich des ZNS manifestieren.
Die Pubertät stellt entwicklungspsychologisch die dritte und
Einleitung der letzten Loslösungsphase dar (STIERLIN). Sie ist
damit ein entscheidender Zeitabschnitt, in denen die Kinder alle
Mittel einsetzen, ihre Eigenständigkeit, ihre Fähigkeit zur
Selbstbestimmung unter Beweis zu stellen. Die Tatsache einer Somatisierung zu diesem Zeitpunkt ist Ausdruck einer manifesten
Kommunikationsblockade und Zusammenbruch des Dialoges. Solange
die Symptomatik nicht auf die Ebene der Beziehungsstörungen, der
Loslösungsproblematik gelenkt werden kann, ist keine therapeutische Lösung zu erwarten. Der Übergang von der Kindheit zur
Adoleszenz ist meines Erachtens ein ganz wesentlicher Zeitpunkt,
an welchem die Weichen für das weitere Leben noch relativ leicht
gestellt werden können, wenn man familientherapeutisch die Not
des Kindes, aber auch die Angst der Eltern, ihr Kind zu verlieren, verstehen kann und therapeutisch einen Zugang zu den wichtigsten Beziehungsproblemen dieser Entwicklungsphase findet.

Bei einem Großteil unserer Patienten besteht eine deutliche Korrelation zwischen diesen Loslösungsprozessen und der Erstmanifestation des Anfallsgeschehens. In einer unbekannt gebliebenen
Abhandlung von Viktor von WEIZSÄCKER über die epileptische Persönlichkeit beschreibt er folgende Zusammenhänge (zitiert nach
JANZ, 1966):
"Bei Anfallspatienten besteht eine überstarke Bindung an eine
der beiden Elternfiguren, durch Ambivalenzgefühle begleitete
verzögerte Ablösung in der Pubertät fallen häufig mit der Erstmanifestation zusammen."

<u>Bemerkungen zur Genese und Funktion gestörter Loslösungsprozesse
und Autonomieprozesse:</u>
Störungen in der Autonomieentwicklung eines Kindes weisen, wenn
nicht eine körperliche oder zerebrale Erkrankung mit einem Ent-
wicklungsrückstand des Kindes vorliegt, auf eine Störung der
intrafamiliären Beziehungen, weisen auf eine Störung und Verhinderung eines ständigen Dialoges hin, wobei sich Eltern und

Kind auf immer neuer und komplexerer Stufe aneinander entwickeln
und gewinnen können. Die Bewegung der Beziehung läßt sich nach
HEGEL als eine Bewegung des gegenseitigen Anerkennens verstehen.
"Ich bestätige mich im Anderen und der Andere wird in mir bestätigt." Eine gestörte Autonomieentwicklung, die meist in verschiedenen Lebensabschnitten - Trotzphase, Kindergarten- und
Schulalter, Pubertät - zu manifesten psychoneurotischen und psychosomatischen Reaktionen führen, signalisiert Erstarrung oder
Einseitigkeit dieses dialogischen Prozesses zwischen Eltern und
Kind. Der Dialog ist die strukturelle Voraussetzung für Vertrau-
en. Das Gespür jedes Familienmitgliedes für die Bedürfnisse des
anderen sind eine notwendige Voraussetzung für eine erfolgreiche
dialogische Beziehung.

Die Unfähigkeit zum Dialog hat eine Entwicklungsgeschichte. Der
Dialog ist die Art der Beziehung, welche die fortschreitende
Individuation zwischen zwei Partnern fördert. Im Gegensatz zur
Fusion, wo Verschiedenartigkeit vermieden wird, wird sie im
Dialog gesucht und behauptet. Wo Unterschied und Veränderung
als Bedrohung erlebt wird - rigide Familienstrukturen bei Psy-
chosomatiker-Familien - ist der Individuationsprozeß gelähmt.
Wo sie akzeptiert und geschätzt wird, wird die Individuation
angeregt.
Die Entwicklungslinie in der Beziehung geht von der reinen fu-
sionistischen Beziehung im Säuglingsalter über die ambivalente
Fusion in der frühen Kindheit bis zur Fähigkeit des Dialoges
in der pubertären Reifungsperiode als Ausdruck der reifen Beziehung.

Diese Entwicklung ist in Familien mit psychosomatisch reagierenden Mitgliedern oft tiefgreifend und langdauernd gestört. Letzten
Endes führt der gestörte Individuationsprozeß beim Kind und damit seine Unfähigkeit zur selbstverantwortlichen Reaktion, sowie
Unfähigkeit der Eltern, dem Kind sein Recht auf eigene Autonomie
und Selbstwahrnehmung sowie Selbstgestaltung seines Lebens zu-
zugestehen, zur Krise und zum Ausbruch psychoneurotischer und
psychosomatischer Symptome.
STIERLIN hatte den Begriff der "bezogenen Individuation" geprägt, als Ausdruck der Fähigkeit zur Selbstdifferenzierung und
Selbstabgrenzung. Der Begriff "bezogene Individuation" drückt
ein allgemeines Prinzip aus, demzufolge ein höheres Niveau an

Individuation auch ein jeweils höheres Niveau an Bezogenheit
sowohl erlangt als auch ermöglicht wird.
Ein Großteil unserer Patienten zeigt in Situationen zwischenmenschlicher Belastungen häufig eine mangelnde oder gestörte
Selbstdifferenzierung oder Selbstabgrenzung und in vielen Fällen ein Hin- und Herpendeln zwischen Fusion und Abhängigkeit
einerseits und Rebellion, Trotz und starr abgegrenzten Positionen andererseits.

Anstelle einer "positiven Gegenseitigkeit", wo in der Beziehung
Raum für Gegensätze und Konflikte vorhanden sind, worin sich
verschiedene Positionen abgrenzen und Probleme gelöst werden
können, wobei das wesentliche Merkmal der Dialog ist, ist in
der Familie unserer Patienten häufig eine "negative Gegenseitigkeit" zu erkennen. In diesem Zusammenhang ist auch auf die
konfliktvermeidende Verhaltensweise in psychosomatischen Familien hinzuweisen.
Durch Rollenzuschreibung, Delegation, ausgeprägte Bindungen an
die Familie im affektiven, kognitiven Bereich und auf der Loya-
litätsebene (STIERLIN) werden die primären Bedürfnisse der Kinder nach Selbstentfaltung und Autonomie auf subtile, oft schwer
zu durchschauende Weise vergewaltigt.
Die Kinder werden zum Objekt neurotischer, elterlicher Bedürfnisse gemacht, der Anspruch der Kinder auf eigene Bedürfnisse
und eigene Definition ihrer psychologischen Realität werden miß-
achtet, umgedeutet und mystifiziert. Die Beeinflussungen werden
als "Zum Wohle des Kindes" als Erziehungsmaßnahmen definiert.

Zusammenfassung der Ergebnisse der Psycho- und Familiendiagnostik

Wir konnten bei den in dieser Arbeit untersuchten Kindern und
deren Familien vier Problemkreise herausarbeiten, die für die
Entstehung von psychogenen Anfällen von Bedeutung sind.

1. Angstsymptomatik, die durch eine nicht adäquate Angstbewäl-
   tigung zu weiteren pathologischen Abwehrmechanismen und letzten Endes zur Somatisierung führen.
   Charakteristisch ist die fast völlige Verdrängung von Angstgefühlen in diesen Familien.

In fast 50 % aller Kinder konnte nachgewiesen werden, daß
Ängste und deren pathologische Verarbeitung als ein Grund-
problem der Erkrankung angesprochen werden kann.
Die Hauptquelle der Angst ist in der gestörten zwischenmenschlichen Beziehung bei vorliegender neurotischer Familienstruktur zu suchen. Weiters ließ sich erkennen, daß in einem hohen
Maße unbewältigte eigene Ängste der Eltern die Ängste bei den
Kindern induzieren. Extrem belastende äußere Verhältnisse
können eine weitere Ursache für die Entstehung von Angst darstellen.

2. <u>Aggressionssymptomatik - nicht adäquate Aggressionsbewälti-
gung</u>: Aggressive Reaktionen sind bei unseren Kindern eher
blockiert und primär nicht erkennbar.
Gerade die Blockade gesunder biologisch adaptiver Aggressionen, deren Ziel die Selbstbehauptung und die Selbstverwirklichung im Rahmen eines gesunden Autonomieprozesses darstellt,
führt zu pathologischem Aufstauen aggressiver Gefühle, die
sich dann in Form kaum mehr kontrollierbarer aggressiver-
destruktiver Ausbrüche manifestieren.
Bei einer großen Zahl unserer Kinder werden auch diese aggressiven Ausbrüche noch blockiert, sodaß nur noch die Somatisierung in Form eines Anfalles möglich ist.

Charakteristisch ist dabei, daß häufig vor Ausbruch der psychosomatischen Reaktion in Form von Anfällen bei einer Reihe
unserer Kinder eine Phase aggressiver Verhaltensweisen auf-
trat, die dann durch die Reaktion der Umwelt - Unfähigkeit
der Eltern, mit aggressiven Gefühlen umzugehen - blockiert
werden.
Ebenso charakteristisch für die Bedeutung der aggressiven
Emotionen ist die Tatsache, daß sich in der Therapie dieser
Prozeß umkehrt und die Anfälle in dem Maße verschwinden, als
es dem Kind möglich wird, seine negativen Emotionen zu äußern
und in eine konstruktive Auseinandersetzung mit der Umwelt zu
treten.

Den Nachweis, daß die Blockierung starker Emotionen zu EEG-
Änderungen führen kann, haben direkte Beobachtungen während
der EEG-Ableitungen ergeben (LUBORSKY - GOTTSCHALK), womit
auch der psycho-physiologische Zusammenhang bestätigt werden

konnte. Auch neuere Ergebnisse der Hirnforschung,u.a. durch
Verwendung von Tiefenelektroden im Bereich des limbischen
Systems, bestätigen diese Zusammenhänge (HEATH, 1982).

3. <u>Aggressiv - manipulative Verhaltensweisen:</u> Aggressiv-manipulative Verhaltensweisen konnten wir in ca. 50 % der in dieser Studie untersuchten Kinder finden. Sie sind Ausdruck
einer Verunsicherung und Störung der familiären Beziehungsstrukturen.
Das manipulative Verhalten der Kinder in dieser Studie korreliert in einem hohen Maße mit der Angst, die Eltern zu verlieren. Diese Angst kann objektiv begründet sein - z.B. Scheidungswunsch der Eltern - häufiger wird sie jedoch subjektiv
empfunden, wenn die Kinder ihre Eltern in permanenten Zwistigkeiten erleben und die Bedrohung des familiären Gleichgewich-
tes somit indirekt erleben.
Diese Verhaltensweisen spiegeln letzten Endes die frustranen
Versuche eines Kindes in seinem Bedürfnis nach Anerkennung,
Selbstwert und Autonomie wider.

Ursachen, die zur Entwicklung solcher beziehungsfeindlicher
Verhaltensweisen führen, sind ungelöste Partnerprobleme, ge-
störte und blockierte Individuationsprozesse bei den Eltern,
Einbeziehung der Kinder in den Partnerkonflikt, sowie durch
Partnerprobleme ausgelöste inkonsequente Erziehungsstrategien.

4. <u>Pubertäre Loslösungsprobleme als Ausdruck einer gestörten
Autonomieentwicklung:</u> Alle bisher angeführten Faktoren kön-
nen zu einer mehr oder weniger ausgeprägten Störung der Auto-
nomieentwicklung eines Kindes führen.
Diese Probleme können sich bis zur Pubertät oft hinter der
Fassade eines angepaßten, braven Kindes verbergen, das alles
tut, was die Eltern von ihm erwarten, da dies für sie die
einzige Möglichkeit ist, Anerkennung zu bekommen.
Im Rahmen der pubertären Entwicklungssituation kann diese
Scheinanpassung nicht mehr aufrechterhalten werden, da die
Jugendlichen jetzt alle Mittel einsetzen, um ihre Eigenständigkeit, ihre Fähigkeit zur Selbstbestimmung unter Beweis
zu stellen.

Aber gerade die in ihrer Autonomieentwicklung nicht altersadäquaten Jugendlichen sind in diesem Loslösungsprozeß überfordert und fallen von einem Extrem ins andere und pendeln
mit ihrem Verhalten zwischen aggressiver Selbstbehauptung und
totaler Abhängigkeit hin und her.

Gerade die äußerlich angepaßten Verhaltensweisen dieser Kinder bis zur Pubertät machen es schwer, die Hintergründe dieser Krisen zu verstehen und einen Zugang zur Problematik dieser Kinder zu finden.

Es ist notwendig, diese hier zum besseren Verständnis ein-
zeln beschriebenen Problemkreise wieder in den Gesamtkontext
des individuellen und familiären Beziehungsnetzes zu stellen.
Das gemeinsame Endresultat ist eine Blockade gesunder Wachs-
tumspotenzen, sowie eine daraus resultierende Störung der
altersadäquaten Autonomieentwicklung dieser Kinder. Die Somatisierung ist die Folge nicht adäquater Problembewälti-
gungsmechanismen dieser Familie.

Die beiden folgenden schematischen Darstellungen sollen die
vielfältigen Wechselbeziehungen der oben beschriebenen Problemkreise sowohl im individuellen, wie im familiären System
deutlich machen.

SYSTEMISCHER ASPEKT einer psychosomatischen
Erkrankung (im individuellen System)

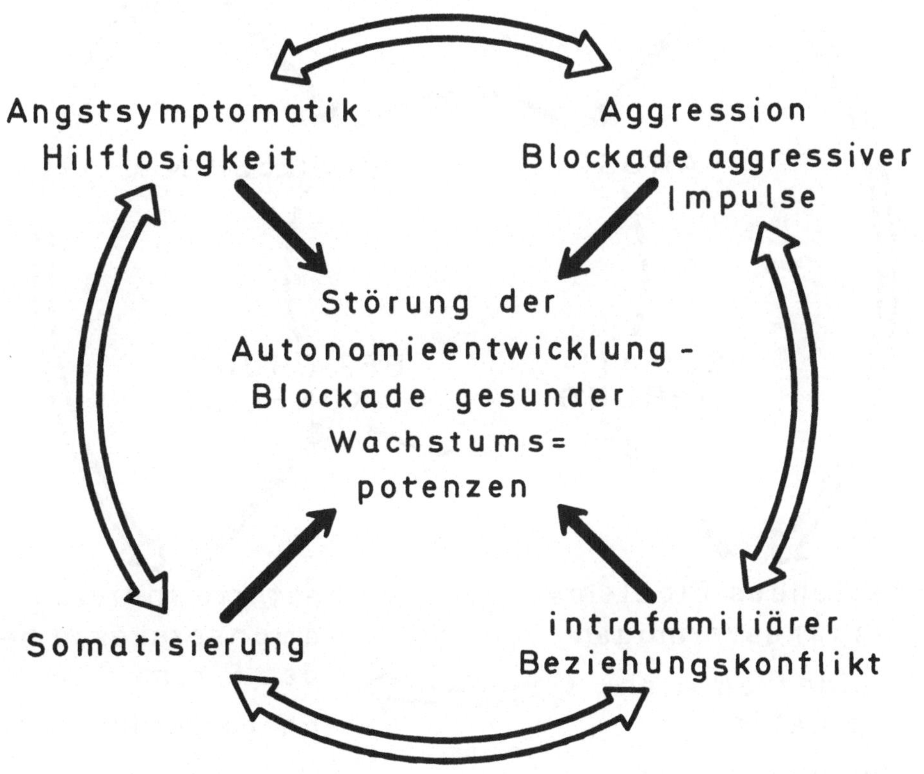

SYSTEMISCHER ASPEKT einer psychosomatischen Erkrankung   (im familiären System)

- extrem belastende
  äußerer Verhältnisse
- neurotische Familien=
  struktur
- pathogene Angst=
  verarbeitung

- Blockade gesunder
  biologisch adap=
  tiver Aggression
- inadäquates Konflikt=
  lösungsverhalten
  der Eltern

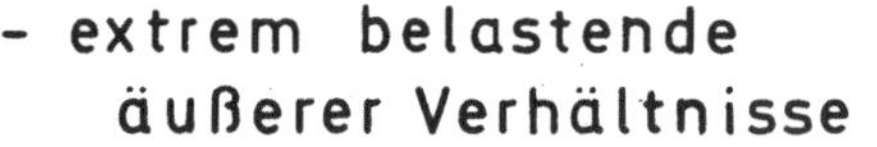

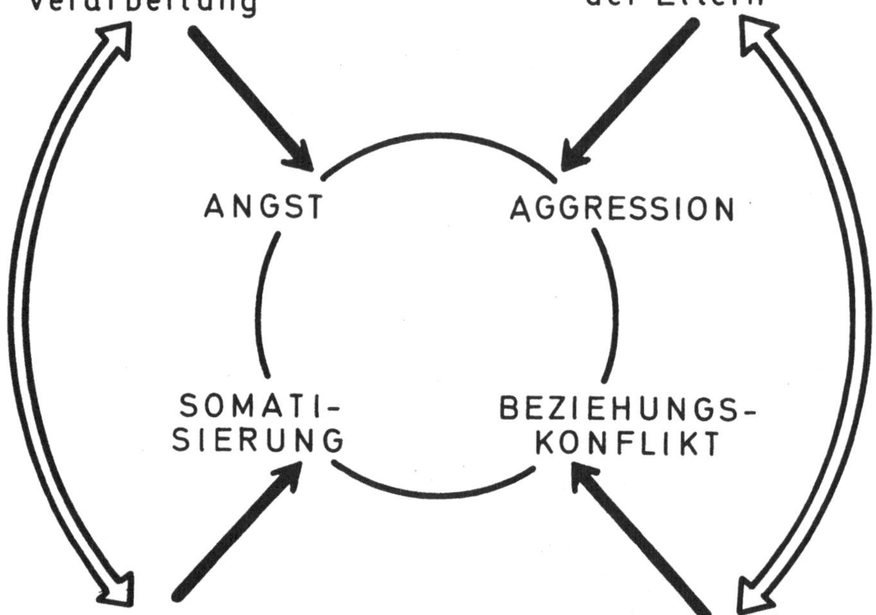

- fehlendes Problem=
  lösungsvermögen
- rigide Familien=
  struktur
- Overprotection
- psychosomatische
  Symptombildung
  als Verdrängungs=
  mechanismus

- gestörte Individu=
  ationsprozesse bei
  den Eltern
- Partnerproblematik
- inkonsequente Er=
  ziehungssituation
- Einbeziehung des
  Kindes in den
  Partnerkonflikt

In der Gesamtbeurteilung der Bedeutung psychischer Faktoren können wir jedoch die komplexe Problematik nicht allein auf die Untersuchung primär bezogener Faktoren beschränken, sondern müssen
uns auch mit den sekundär durch die Anfälle bedingten Problemen,
die die Symptomatik verstärken oder aufrechterhalten können, be-
fassen. Wenn auch die in dieser Untersuchung mit einbezogenen
Fälle einer vorwiegend sekundären psychischen Problematik klein
ist (Gruppe III), müssen wir uns darüber klar sein, daß sie im
Gesamtklientel aller anfallskranken Kinder eine bedeutende Rolle
spielt.

Sekundär durch die Epilepsie ausgelöste psychosoziale Belastungen

Der Krankheitsverlauf ist wesentlich von psychischen und sozialen
Umweltfaktoren abhängig.
Sozialschicht, Persönlichkeitsstruktur der Eltern, Erziehungs-
verhalten und familiendynamische Beziehungsstrukturen beeinflussen oft wesentlich den Verlauf und den Therapieerfolg.
Mit einzubeziehen in den Verlauf einer epileptischen Erkrankung
ist auch die Beziehung zwischen behandelndem Arzt und der Familie. Nicht ausgesprochene Ängste und Verunsicherung des Patienten und dessen Eltern, Verunsicherung und kommunikative Probleme
seitens des behandelnden Arztes, führen zu häufigem Arztwechsel,
zu häufigen Änderungen der Therapie und damit meist zu einer Verschlechterung und zunehmender Resignation und Verunsicherung.

Die primär vorliegende Familienstruktur, stabile oder instabile
Partnerschaft, stabile oder problembeladene Beziehungsstrukturen
innerhalb der Familie, haben einen wesentlichen Einfluß auf den
Verlauf der Erkrankung. In therapieresistenten Fällen finden wir
häufig pathogene Familienstrukturen, welche die charakteristischen Dysfunktionen aufweisen, wie sie in "Psychosomatikerfamilien" zu finden sind. Zu unterscheiden sind primäre familiäre
Dysfunktionen und solche, die durch die Belastung durch die
Krankheit entstanden sind.

Stabilisierung und Normalisierung der Familiendynamik sind fast
regelmäßig mit einer eindeutigen Besserung des Therapieverlau-
fes korreliert. Dies zeigt sich an der möglichen Reduktion der

Antiepileptika, sowie im Erreichen einer Anfallsfreiheit trotz
Reduktion der Medikamente.

- Auch wenn ein Kind nicht therapierefraktär ist, darf sich die
Behandlung nicht in der medikamentösen Bekämpfung der Anfälle
erschöpfen, auch wenn dies das erste Ziel ärztlicher Behandlung ist.

- Die Konfrontation mit der Erkrankung,aller damit aufbrechen-
den, bewußten und unbewußten Probleme bei den Eltern und beim
betroffenen Kind ist letzten Endes nur in einem permanenten
Dialog möglich, in einem lebendigen offenen Dialog zwischen
Eltern und Kind, zwischen Arzt, Familie und Patient. Damit
wird die Grundlage für eine optimale umfassende Hilfe geschaffen, die dem Kind und seiner Familie eine tragfähige, sicher-
heitsvermittelnde Atmosphäre schafft.

Das Verschwinden von Verhaltensstörungen, Leistungsblockaden und
das Wiederentstehen von Selbstwertgefühl und Selbstvertrauen bei
stationärer psychotherapeutischer Betreuung spricht für die Notwendigkeit einer ganzheitlichen "psychosomatischen" Einstellung.

Daß dies nur durch eine kontinuierliche Betreuung des Kindes und
dessen Familie möglich ist,ist einleuchtend, wenn man an die
hier kurz skizzierte Komplexität dieser Problematik denkt.
Ein "EEG-ist" in einer "splendid-isolation" eines EEG-Labors
allein kann dieser Aufgabe nicht gewachsen sein.

Verhaltensstörungen durch Antiepileptika

Verhaltensveränderungen und -störungen können primär durch die
Epilepsie, z.B. auf der Basis einer zerebralen Dysfunktion,
ausgelöst werden.
Psychogene Faktoren können primär und sekundär Verhaltensprobleme bedingen.

Ein weiterer Faktor, dem man bisher eher wenig Aufmerksamkeit
gewidmet hat, ist die Entstehung von Verhaltensänderungen oder
Störungen in der Entwicklung der intellektuellen Funktion durch
die antiepileptische Medikation selbst.

Diese unerwünschten medikamentösen Einwirkungen können klassi-
fiziert werden in
1. Symptome als Zeichen einer Intoxikation
2. Nebeneffekte, die durch notwendige und übliche therapeutische Dosen auftreten
3. Ideosynkratische Reaktionen, die unerwartet, unvorhersagbar
   und ohne Relation zur Dosis auftreten.

Die Verhaltensänderungen können sich äußern als Sedierung, Stim-
mungslabilität, psychotische Reaktionen oder unspezifische Verhaltensänderungen.

Es gibt Hinweise, daß eine bestimmte Gruppe von Patienten - besonders solche mit strukturellen Hirnschädigungen - besonders
dafür empfänglich sind.

- Psychiatrische Effekte einzelner Antiepileptika wurden in
  einem Übersichtsartikel von STORES "Behavioral effects of
  antiepileptic drugs" beschrieben.

Derzeit bestehen noch große Probleme und Unsicherheit in der
Beurteilung der medikamentösen Nebenwirkungen. Medikamenten-
Kombinationen und mögliche Interaktionen stellen ebenfalls eine
Quelle vieler Konfusionen in der derzeitigen Literatur dar.
Weiters ist es derzeit noch schwierig zu unterscheiden, ob die
Nebenwirkungen dem Medikament selbst oder seinen Metaboliten
zuzuordnen sind.
Weiters scheinen die Nebenwirkungen auch altersabhängig zu sein.

Besonders schwierig wird die Beurteilung von Verhaltensproble-
men, wenn man weiß, daß eine ausgeprägte Interdependenz zwischen Medikament-abhängigen und psychosozialen Faktoren besteht. Es können dann differentialdiagnostische Überlegungen
notwendig werden, wobei man oft erst durch eine psychotherapeutische Betreuung erkennen kann, inwieweit psychogene und
psychosomatische Faktoren im Vordergrund stehen.

Die Problemlösung wird nicht leichter, wenn man zwischen den
nicht erwünschten Nebenwirkungen auf das Verhalten gleichzeitig auch die Notwendigkeit und das Ziel der Anfallsfreiheit im
Auge behalten muß.

Die richtige Balance zwischen medizinischen und psychotherapeutischen Bemühungen kann in der Betreuung medikamentös schwer
einstellbarer und psychisch problematischer Kinder am besten
durch eine gute Zusammenarbeit zwischen Epileptologen, Kinderarzt und Kinderpsychiater erreicht werden.

Einteilung der verschiedenen Krankheitsgruppen in ein klinisches
Modell

Die Ergebnisse der bisher dargestellten differentialdiagnostischen Untersuchungen lassen grundsätzlich eine große Unter-
teilung in drei Hauptgruppen zu, die wir bereits als Arbeits-
hypothesen dieser Untersuchung zugrunde gelegt haben.

Diese Einteilung als grobe Orientierung kann auch im Hinblick
auf die differentialdiagnostischen Untersuchungen, die wir durchgeführt haben, aufrechterhalten werden.

Gruppe I:
Patienten ohne faßbare organ-neurologische Störung, einschließlich negativem EEG-Befund.

21 von 32 hier untersuchten Kindern können wir dieser Gruppe
zuteilen. Für sie gelten durchwegs die erarbeiteten differentialdiagnostischen Kriterien, sowohl im somatischen wie auch im
psychologischen Bereich. Die Therapie der Wahl ist die Psychotherapie bzw. die Familientherapie.

Nach dem psychosomatischen Modell von MINUCHIN könnten diese
Patienten in die Gruppe der sekundären psychosomatischen Erkrankungen eingeteilt werden, bei denen keine oder noch keine
praedisponierenden physiologischen oder physikalischen Dysfunktionen gefunden werden - nach den bisher möglichen klinischen
und experimentellen Untersuchungsmethoden. Das psychosomatische
Element wird deutlich in der Transformation emotionaler Konflikte in somatische Symptome.

Gruppe II:
Patienten mit epilepsieverdächtigen EEG-Ableitungen, jedoch ohne
sonstige Hinweise auf eine faßbare Organizität, sowie unklarer

klinischer Symptomatik und klinischem Verlauf oder Nichtansprechen auf Antiepileptika.

Diese Gruppe umfaßt in unserer Studie 6 Patienten. Sie stellt
differentialdiagnostisch und auch im Hinblick auf die Therapie
die größten Probleme, vor allem auch dadurch, da die EEG-Diagnostik bei kritischer Beurteilung keine endgültige Sicherheit
bringt - siehe Abschnitt "Das EEG in der Epilepsiediagnostik".

Wenn wir die Merkmale dieser Gruppe zusammenfassen:
- bei 3 von 6 Patienten kam es unter Antiepileptika zu einer
  Verschlechterung
- bei allen Patienten kam es im Verlauf der Psychotherapie zum
  Sistieren der Anfälle
- bei 4 von diesen 6 Patienten haben wir die antiepileptische
  Medikation absetzen können - die Patienten blieben anfallsfrei, weitere ambulante EEG-Kontrollen waren negativ
- bei 1 Patienten wurde eine Temporallappenepilepsie diagnostiziert.

Außer den einzelnen positiven EEG-Ableitungen entspricht diese
Gruppe von Patienten sowohl im Hinblick auf die klinische Symptomatik wie auch im Hinblick auf die psychischen Probleme den
unter der Gruppe I zusammengefaßten Patienten. Diese Beobachtungen, wie auch die positiven Veränderungen im Laufe der stationären Psychotherapie sprechen unseres Erachtens für die vorrangige Bedeutung psychogener Faktoren.

Die Therapie der Wahl wäre unseres Erachtens auch hier die Psychotherapie. Inwieweit in dieser Gruppe auch Antiepileptika eingesetzt werden sollen, ist schwer generell zu beantworten und
sollte unseres Erachtens in enger Zusammenarbeit zwischen Epileptologen, Kinderarzt und Kinderpsychiater am Einzel-Problem
diskutiert werden.

Nach dem Modell von MINUCHIN könnten diese Patienten in die
Gruppe der primären psychosomatischen Erkrankungen eingeteilt
werden. In dieser Gruppe wird eine physiologische Dysfunktion -
z.B. eine erhöhte Krampfbereitschaft - angenommen. Das psychosomatische Element liegt in der emotionalen Exazerbation des
bereits vorhandenen Symptoms.

In dieser Gruppe könnte auch das gleichzeitige Vorliegen sowohl
epileptischer wie auch psychogener Anfälle diskutiert werden,
wie sie vor allem in der frühen Literatur zur Hysteroepilepsie
beschrieben wird.

Vielleicht können weitere psycho-physiologische Untersuchungs-
anordnungen, wie z.B. EEG-Ableitungen,während eines diagnostisch-
therapeutischen Gesprächs in der Klärung dieser Fragen weitere
Ergebnisse bringen.

Gruppe III:
Patienten mit diagnostizierter Epilepsie, bei denen jedoch eine
Verschlechterung der klinischen Symptomatik oder schwerwiegende
Verhaltensstörungen Anlaß zur psychotherapeutischen Betreuung
wurde.

Hier spielen vor allem familiäre und auch außerfamiliäre Interaktionen - ausgelöst durch die Erkrankung des Kindes - die wesentliche Rolle. Die psychische Verarbeitung, die Trauerreaktion über die verlorene Intaktheit des Körpers - die Belastung
durch die Chronizität der Erkrankung - führen zu einer vermehrten Verwundbarkeit und Krisenanfälligkeit, die sowohl seitens des Kindes wie auch seiner Familie eine große psychische
Belastbarkeit, eine ausgeprägte Flexibilität in der Bearbeitung
von Krisen und Spannungen erfordern.

Die diagnostische Unsicherheit in dieser Gruppe liegt mehr auf
der Ebene der sekundären psychischen Problematik.
Die Erfahrung, daß bei allen diesen von uns betreuten Kindern
während und nach der stationären Therapie eine Dosisreduktion
der Medikamente, sowie ein Sistieren der Anfälle oder eine Abnahme der Anfallsfrequenz erreicht werden konnte, zeigt den
Wert und die Möglichkeit einer zusätzlichen psychotherapeutischen Betreuung auf.

Therapeutische Aspekte bei nicht-epileptischen Anfällen

<u>Stationäre Psychotherapie - Familientherapie</u>

<u>Darstellung des therapeutischen Konzeptes:</u>
Nachdem wir von der Grundvorstellung der systemischen Familientherapie ausgehen und die Meinung vertreten, daß die Familienstruktur und die Beziehungsmuster der Familienmitglieder untereinander die charakteristische Schlüsselfunktion innehaben, die
ein Kind zum Symptomträger, zum psychosomatisch Kranken werden
läßt und die Symptomatik auch im weiteren Verlauf aufrechter-
hält, ist auch unsere Therapie schwerpunktmäßig auf das Erkennen
und Ändern dieser Beziehungsstrukturen im psychosozialen Kontext
der Familie und der näheren Umwelt des Kindes ausgerichtet, ohne
jedoch andere diagnostische und therapeutische Möglichkeiten -
wie medizinische, analytische, transaktionsanalytische, gestalttherapeutische Körperwahrnehmungstherapie und andere auszuklam-
mern.

Je nach Alter des Kindes, nach seiner Persönlichkeitsstruktur,
nach der Schwere und Dauer (Chronifizierung) der Erkrankung,
nach der familiären Situation einerseits und je nach der Persönlichkeitsstruktur und Ausbildung des Therapeuten andererseits
wird sich die Therapie anders gestalten. Sie sollte aber unseres
Erachtens grundsätzlich und schwerpunktmäßig systemorientiert
sein, d.h. fokussiert auf die Beziehungsstrukturen im interpersonellen Kontext der Familie oder einer therapeutischen Gemeinschaft bei stationärer Aufnahme.

In unserer 10-jährigen psychotherapeutischen Arbeit mit psychosomatisch kranken Kindern haben sich 2 Grundtherapieformen als
therapeutisch sehr effizient erwiesen:
1. Die ambulante Familientherapie

2. Die stationäre Psychotherapie mit gleichzeitiger Familientherapie

Wir haben die Erfahrung gemacht, daß einem Großteil der psychosomatisch kranken Kinder in einer ambulanten Familientherapie
effizient geholfen werden kann, wenn nicht eine akute klinische
Symptomatik vorliegt, die eine Klinikaufnahme aus medizinischen
Gründen notwendig macht, wenn die Problematik nicht allzu lange
besteht und chronifiziert ist und wenn die familiären Dysfunktionen nicht durch schwere neurotische oder psychotische Grund-
störungen eines oder beider Elternteile bedingt ist. Bei den in
dieser Studie beschriebenen Kindern haben wir mit wenigen Aus-
nahmen eine kombinierte stationäre Psychotherapie mit gleichzeitiger Familientherapie durchgeführt; einerseits, weil die
Symptomatik seitens des ZNS akut ist, andererseits, weil nach
unseren bisherigen Erfahrungen meistens eine beträchtliche Fa-
milienpathologie und auf deren Basis eine oft ausgeprägte emotionale Entwicklungsstörung des Kindes - meist im Sinne einer
frühen Störung der Ich-Entwicklung - vorliegt..

Um unsere therapeutischen Interventionen etwas übersichtlicher
darzustellen, möchten wir die Familientherapie und die stationäre Psychotherapie in bezug auf die von uns herausgearbeiteten
vier Hauptgruppen darstellen.

<u>Konzept der Familientherapie</u>

In dieser kurzen Darstellung sollen individuumzentrierte und
systemorientierte familientherapeutische Konzepte in der Behandlung psychosomatischer Erkrankungen dar- und gegenüberge-
stellt werden.
Es ist anzunehmen, daß die geringe Zahl positiver Resultate in
der individuumzentrierten Therapie in der Betreuung psychosomatisch kranker Kinder darauf zurückzuführen ist, daß es in
der individuumzentrierten Sichtweise und Therapie nicht möglich
war, die Funktion eines psychosomatischen Symptoms eines Kindes,
sowohl was die Ätiologie als auch die Aufrechterhaltung des
Symptoms betrifft, zu erfassen und therapeutisch zu ändern.
Erst die neue Perspektive der systemorientierten Familienforschung ermöglichte es, das vielschichtige Beziehungsgefüge einer

Familie zu analysieren.
GRINKER (1953) brachte zum Ausdruck, daß das aktuelle Funktionieren eines Organismus nicht ohne das Studium des gesamten Kontextes und der innerhalb dieses Kontextes ablaufenden transaktionalen Prozesses verstanden werden kann.

Der menschliche Organismus ist Teil und gleichzeitig in einem Äquilibrium mit seiner Umwelt - dieser Hauptaspekt psychosomatischer Organisationen wurde in frühen Forschungen ungenügend erkannt bzw. konnte durch kausal-linear ausgerichtete Denkschemata nicht erfaßt werden. In der systemorientierten Familientherapie wird das Kind als Symptomträger einer dysfunktionalen Familie gesehen, man spricht dabei von "Psychosomatiker-Familien". Die Therapie ist auf die Familiendynamik fokussiert. Der Therapeut untersucht, analysiert die interpersonalen Transaktionen zwischen den Familienmitgliedern. Er untersucht also das System und beschreibt diejenigen Transaktionen, welche dysfunktionale Beziehungsmuster entstehen lassen, die im Kind psychosomatische Symptome auslösen.

Auf der Basis dieser Annahme, daß gewisse familiäre Interaktions- und Transaktionsmuster eine wesentliche Rolle im Aufrechterhalten des psychosomatischen Symptoms bedingen, ist es notwendig, das soziale System bzw. die Familienstruktur zu ändern, ebenso, wie die Möglichkeiten des Kindes in seiner Reaktion auf Streßfaktoren zu modifizieren und zu erweitern, ohne jedoch dabei biologische und physiologische Aspekte psychosomatischer Erkrankungen aus dem Auge zu verlieren. Biologisch-physiologische Reaktionen des Organismus auf dysfunktionale Beziehungsmuster konnten u.a. auch z.B. anhand von Fettsäurespiegeluntersuchungen bei Diabetikern während Familientherapiesitzungen eindrucksvoll nachgewiesen werden (MINUCHIN et al.).

Konzept der stationären Psychotherapie

Das Konzept unserer stationären Psychotherapie ist die Verwirklichung einer "therapeutischen Einheit". Das bedeutet, daß die therapeutische Institution als eine therapeutische Gruppe, als ein kohärentes psychodynamisches Kräftefeld fungieren muß. Ärzte, Psychologen, Therapeuten und Betreuer (Kinderschwestern) erleben

und verstehen sich als dynamische Gruppe, die untereinander und
zu den Kindern in einem vielfältigen Beziehungsmuster stehen,
wobei die auf allen Ebenen ablaufenden Beziehungsmuster zum wesentlichsten Instrument der Therapie werden.
In diesem Beziehungsmuster wiederholen sich weitgehend die problematischen Beziehungsstrukturen, welche in den Familien dieser
Kinder vorliegen, wobei einerseits die Psychodynamik gestörten
Verhaltens sichtbar wird, andererseits gleichzeitig therapeutische Interventionen im Sinne von Lösen und Umstrukturieren pa-
thogener Verhaltensweisen sowie Aufbauen und Integrieren neuer
und adäquater Beziehungsmuster möglich werden.
Das psychodynamische Kräftefeld der Gruppe bietet somit die Möglichkeit, die Genese psychosomatischer Reaktionen zu erkennen,
ihren Verlauf und ihre Dynamik im Hier und Jetzt der Gruppensituation zu erforschen.

Wir können sehen, auf welches Verhalten der Patient in der Gruppe psychosomatisch reagiert. Die Art und Weise, wie er sich der
Gruppe gegenüber und wie die Gruppe auf ihn reagiert, die Posi-
tion, welche er in der Gruppe einnimmt, all dies gibt uns Auf-
schluß darüber, welche Funktionen die Primärgruppe der Familie
dem Kind einräumt. Somit wird das therapeutische Team zum wesentlichsten Instrument der Therapie.Die Erfahrungen, die im
täglichen Zusammenleben mit den Kindern ermöglicht werden, die
vielfältigen Beziehungsstrukturen zwischen dem Kind und den einzelnen Teammitgliedern ermöglichen uns direkte Einsicht in den
jeweiligen Kommunikationsstil des Kindes, deren Kenntnis nach
unseren Erfahrungen weitaus wertvoller sind, als ganze Batterien
psychologischer Testverfahren. Die Beziehung und die Kommunikation wird gleichzeitig, nach unseren Erfahrungen, zu dem wesentlichsten therapeutischen Potential der Abteilung.

Grundvoraussetzung für die Verwirklichung einer Gruppe, die als
"therapeutische Einheit" funktionieren kann, ist, daß die Mitglieder eines therapeutischen Teams genügend Gelegenheit haben,
über die vielfältigen Interaktionen, die innerhalb des Teams
und zwischen den Teammitgliedern und Patienten ablaufen, sprechen
zu können, daß sie koordiniert werden, daß sie alle ihre Gefühle und Probleme in den Interaktionen mit den Patienten darstellen können, um Einsicht in die eigene Gefühlsreaktion und
die eigene Verhaltensweise zu bekommen. Je offener die Bezie-

hungsstruktur zwischen den Teammitgliedern werden kann, desto
offener, direkter und auch therapeutischer wird die Beziehungsstruktur zu den Kindern und umgekehrt. Um dieses zu ermöglichen,
haben wir jeden Tag eine einstündige Teambesprechung, die in der
Form einer Balintgruppe geführt wird. Für Interaktionsprobleme,
die sich aus der Zusammenarbeit der Teammitglieder ergeben, wird
wöchentlich eine Selbsterfahrungsgruppe abgehalten.

Den spezifischen Beziehungsstrukturen zwischen Kindern und Teammitgliedern und den Kindern untereinander wird zusätzlich in
einer 3 x wöchentlich stattfindenden "Kinderbesprechung" Möglichkeit und Raum zur gruppendynamischen Durch- und Aufarbeitung
eingeräumt. Teambesprechungen, Selbsterfahrungsgruppe und Kinderbesprechung bilden das gruppendynamische Gerüst der Stations-
arbeit.

Die therapeutische Gruppe ermöglicht somit das Entstehen eines
vielschichtigen Netzes interpersonaler Beziehungen auf verschiedenen Ebenen - der Kinder untereinander - des Teams zu den Kindern - der Teammitglieder untereinander - die einander wechsel-
seitig beeinflussen und ein vielfältiges differenziertes Über-
tragungsgeschehen induzieren. Auf diese Weise wird die therapeutische Gruppe zu einer Bühne, welche die Darstellung sowohl
der infantilen als auch der aktuellen Konfliktsituation ihrer
Mitglieder erlaubt. In dieser interpersonalen Dynamik und in
der Analyse der Beziehungsstrukturen liegt die entscheidende
therapeutische Möglichkeit.

A) Therapeutische Interventionsmöglichkeiten im Hinblick auf
   die Angstsymptomatik

Wie wir bereits in der Beschreibung der Angstsymptomatik in
den Familien unserer Kinder gesehen haben, liegt bei den meisten
eine fast völlige Blockade dieses Grundgefühls vor. Man kann
die Angst nur an den entsprechenden Abwehrmechanismen - Apathie
und Isolation einerseits, Aggression, destruktives und hysteroi-
des Verhalten andererseits - erkennen. Weiters lassen sich Hinweise auf das Vorhandensein von Angstgefühlen in einer sorgfäl-
tigen Entwicklungsanamnese erkennen, insbesondere im Vorliegen
von Schlafschwierigkeiten, Alpträumen, Pavor-nocturnus-Anfällen

oder starken Trennungsängsten. Die Tatsache, daß in diesen Familien eine weitgehende emotionale Blockade vorliegt oder daß emotionale Reaktionen negativ besetzt sind, läßt folgende therapeutische Interventionen notwendig erscheinen:

<u>Therapeutische Interventionen im Rahmen der Familientherapie:</u>
- Erkennen der familiären Interaktionsmuster der Familie, die das direkte Erleben und Reagieren auf emotionale Inhalte verhindern.
  Gerade im Erkennen familiärer Beziehungsstrukturen läßt sich die Angst eines Kindes auf das angstinduzierende Verhalten eines Elternteiles zurückführen.
  Wenn es den Eltern gelingt, über ihre eigenen Ängste zu sprechen, indem sie ihre eigenen Kindheitsängste wieder reaktivieren können und jetzt als Erwachsene die Entstehung ihrer damaligen Ängste rational verstehen können, ist der therapeutische Punkt erreicht, an welchem eine Verarbeitung eigener Ängste möglich wird und damit die Induktion beim Kind verhindert werden kann und die Eltern gleichzeitig fähig werden, angstfrei zu werden und damit ihren Kindern wieder Sicherheit vermitteln können.
  Die unbewältigte eigene Kindheitsangst eines Elternteiles wird oft in einer verstärkten Abhängigkeit von der Ursprungsfamilie sichtbar und hat einen vielfältigen Einfluß auf die Beziehungsstrukturen innerhalb der Familie - wobei sowohl die Partnerbeziehung (Ungleichgewicht in Macht - Ohnmacht, Abhängigkeit - Unabhängigkeit) wie die Eltern-Kind-Beziehung (overprotektive Verhaltensweisen) im negativen Sinn beeinflußt werden können.
  Diese Beziehungsstrukturen sind gekennzeichnet von gegenseitigen Abhängigkeiten, die wiederum Angst und Hilflosigkeit verstärken.
- Häufig läßt sich erkennen, daß die Unfähigkeit der Eltern, auf die Ängste ihrer Kinder adäquat einzugehen, bedingt ist durch die negativen oder fehlenden Erlebnisse (Erfahrungen) aus der eigenen Kindheit, wenn sie selbst nie erleben konnten, daß ihnen ihre Eltern Sicherheit und Geborgenheit vermittelt haben.
- Ein weiterer Aspekt ist die in der Familientherapie deutlich werdende Erfahrung, daß viele Kinder Angst haben, ihre Eltern zu verlieren, vor allem dann, wenn eine dysfunktionale Partnerschaft vorliegt, die Eltern ihre Partnerkonflikte nicht

lösen können. Diese Angst vor dem Verlassenwerden drückt sich
aus in Alpträumen und Angstzuständen. Wenn diese Reaktionen
der Kinder nicht verstanden werden, drückt sich die Angst auch
in psychosomatischer Symptomatik aus, womit ein Kind unter anderem die Eltern von ihrem eigenen Konflikt ablenken oder die
Eltern an sich klammern kann, um seine eigenen Ängste zu redu-
zieren. Es ist erstaunlich, wie allein über das konfliktzen-
trierte Gespräch, durch einen konstruktiven Problemlösungsver-
such sowohl bei den Eltern als auch bei den Kindern die Angst
(= Hilflosigkeit) reduziert werden kann.
- In der Familientherapie ist es möglich, hinter dem die Angst
verbergenden Abwehrverhalten das Grundbedürfnis nach Anerkennung, Zuwendung, Sicherheit und Geborgenheit zu erkennen. Es
ist in den meisten Familien möglich, die Entwicklungsdynamik
dieser Beziehungsstruktur darzustellen,um damit wieder eine
Grundlage zu einer positiven Beziehung zwischen Eltern und
Kind herzustellen.

**Therapeutische Interventionen im Rahmen der stationären Psycho-
therapie:**
Das Gegengewicht gegen die Angst ist das Vermitteln von Sicherheit.
Die Integration, auch eines schwierigen Kindes, in die therapeutische Gruppe durch ein Annehmen und Akzeptieren des Kindes,
auch seines problematischen Verhaltens, ist eine Grundvoraussetzung, daß gestörte Beziehungen wieder in tragfähige, sicher-
heitsvermittelnde Beziehungen umgewandelt werden können. Sicherheit und Freiheit können nur im zwischenmenschlichen Kontakt erfahren werden. Somit ist der kommunikative Zugang zum Kind und
Jugendlichen die grundlegende Einstellung, die es möglich macht,
die Angst und die damit zusammenhängenden psychologischen Abwehrmechanismen zu erkennen und sie therapeutisch zu lösen. "Er-
zieherische Maßnahmen" haben bei diesen Kindern fast immer versagt und die bestehende Problematik verstärkt. Der Aufbau einer
Beziehung, das Aufkeimenlassen von Vertrauen sind die grundle-
genden Schritte, erst danach ist eine Integration in die Gruppe
auch in erzieherischer Hinsicht möglich. Eine Beziehungsstörung
kann nicht durch "Erziehungsmaßnahmen" gelöst werden.

Die therapeutische Arbeit erfordert von allen ein großes Maß an
Angstfreiheit und primär prozeßhafter Kommunikationsfähigkeit.

Bei psychosomatisch Kranken ist es wichtig, auf die symbiotische Identitätsdiffusion, das narzißtische Defizit und seine
archaische Existenzangst direkt therapeutisch einzugehen und in
das Zentrum der therapeutischen Arbeit zu rücken.
Indem der Therapeut und die Gruppe dem Patienten Schutz und Hilfe
bieten in seinem Bemühen, die existentielle Vernichtungsangst in
sein Erleben und Verhalten zu integrieren, ermöglichen sie dem
Patienten häufig zum ersten Mal eine positive, konstruktive
Identifikation mit äußeren Objekten, die zur Basis eines von
irrationalen Angst- und Schuldgefühlen befreiten Ich-Gefühls im
Sinne eines befreiten Erlebens der eigenen Existenz wird.

Die Entwicklung eines Vertrauens auf dieser Basis ermöglicht
erst einen direkten Zugang zur Angst des Patienten. Gleichzeitig
lernt der Patient auch, daß die Gruppe klare Reaktionen und Grenzen vermittelt, welche die archaischen Angstgefühle ebenfalls re-
duzieren. Je klarer die Beziehungsstruktur der therapeutischen
Gemeinschaft, umso schneller wird es dem Patienten gelingen,
seine Grundbedürfnisse und seine Angst zu signalisieren. Der
Patient spürt intuitiv, daß die Gruppe stark genug ist, seine
Ängste und deren Abwehrmechanismen - z.B. seine Aggressionen -
zu ertragen, ohne ihn aus der Gemeinschaft auszuschließen.

Wenn einmal die Abwehrmechanismen der Angst, z.B. Aggression
und manipulatives Verhalten, durchbrochen sind und der direkte
Zugang zu den Angstgefühlen des Patienten möglich wird, ist der
schwierigste Teil der therapeutischen Arbeit gelungen. Um dies
zu erreichen, können im Rahmen der stationären Psychotherapie
eine Fülle anderer therapeutischer Methoden eingesetzt werden.
In unserer eigenen Erfahrung sind vor allem funktionale Ent-
spannung, Körperwahrnehmungstraining und gestalttherapeutische
Interventionen geeignet, um blockierte Primärgefühle und Bedürfnisse des Patienten zu erkennen und zu neuem Leben zu erwecken.

Rationale Argumente, Sprechen über Angst ist therapeutisch meist
unwirksam, weil das Angstgeschehen irrational ist. Angst läßt
sich nicht einfach "wegsprechen". Der Zugang kann nur über eine
offene und tragfähige Kommunikation (Vermitteln von Sicherheit)
erfolgen, sowohl im Rahmen der therapeutischen Gemeinschaft,
wie auch in der therapeutischen Einzelsituation.

B) Therapeutische Interventionen im Hinblick auf die Aggressionssymptomatik

Im vorhergehenden Abschnitt über die Funktion der Aggression und die Verdrängung aggressiver Impulse wurden die verschiedenen Formen mit gradueller Pathologie, wie auch ätiologische Faktoren in der Psychogenese der Aggression, bereits beschrieben (S. 48).

Ziel der Therapie darf weder das Wegmoralisieren, noch das Wegtrainieren und schon gar nicht das Ignorieren dieser aggressiven Impulse sein. Aber auch das Gewähren-lassen oder Ausagierenlassen von aggressiven Impulsen ist wirkungslos und oft untherapeutisch, wenn nicht eine Integration dieser Emotionen in eine neue Beziehungsstruktur sowohl in der Familie als auch innerhalb anderer Gemeinschaften möglich ist. Dies kann nicht ohne Umgang mit aggressiven Impulsen sowohl seitens der Eltern als auch seitens der Kinder und Therapeuten/Betreuer möglich werden. Es verlangt eine sehr große Toleranz, die die Eltern als Mitagierende im destruktiven Kampf um Macht zur Zeit der Erkrankung des Kindes meist nicht mehr haben, es verlangt auch klare therapeutische Richtlinien und Zielsetzungen vom Personal einer therapeutischen Einheit, wenn sie zum Übertragungsort aggressiv-destruktiver Impulse werden. Die Therapie der Aggression ist nach unseren Erfahrungen die schwierigste Aufgabe eines therapeutischen Teams und nirgendwo wird sich die Belastbarkeit eines therapeutischen Teams mehr beweisen müssen als im therapeutischen Umgang mit destruktiven Aggressionen. Aus vielfältigen Erfahrungen kann ich sagen, daß das einzelne Teammitglied überfordert wird. Die Verteilung der Aggression auf mehrere Personen, die gemeinsame Suche nach alternativen Interaktionsformen, die Vielfältigkeit der Beziehungen zum Kind, schaffen die Voraussetzungen, die den Abbau destruktiver pathologischer Aggressionen ermöglichen, ohne die Persönlichkeit des Kindes zu brechen oder medikamentös zu unterdrücken. Auch bei schwerst aggressiven Kindern war es nie notwendig, eine medikamentöse Behandlung einzusetzen.

In dieser Darstellung wird auch klar, daß zu diesem Zeitpunkt die Eltern, die ja vielschichtig in diese Auseinandersetzung involviert sind, überfordert sind. Daß das familiäre System sich nicht mehr regulieren kann, zeigt sich ja in der Somatisierung. Das Symptom tritt anstelle der Emotion - die aggressiven Ausbrüche werden in die somatische Symptomatik transformiert. Gerade die Problematik der Aggression macht deshalb eine stationäre Psychotherapie notwendig. Die therapeutische Gruppe wird zu einer Bühne, welche die Darstellung infantiler und auch aktueller Konfliktsituationen und auch aggressiver Auseinandersetzungen ihrer Mitglieder erlaubt. Die psychodynamischen Zusammenhänge werden deutlich, sie können bewußt gemacht und bearbeitet werden.

Derselbe Prozeß muß jedoch gleichlaufend in der Familientherapie ablaufen, um eine neue Beziehungsstruktur aufbauen zu können. Die Familienstruktur bietet dabei andere therapeutische Interventionsmöglichkeiten als die therapeutische Gemeinschaft.

Therapeutische Interventionen im Rahmen der Familientherapie:
Die destruktive Aggression ist unseres Erachtens eine Folge einer gestörten intrafamiliären Beziehung - eine Folge einer gestörten Kommunikation - sie ist eine Folge schwerer Versagungen, Kränkungen, Demütigungen und Einschränkungen primär gesunder Entwicklungspotenzen.

Man muß primäre Bedürfnisse sowohl des Kindes als auch der Eltern im positiven Sinne darstellen, um die Entwicklung destruktiver aggressiver Reaktionen zu verstehen und Lösungsmöglichkeiten zu erkennen, die es sowohl dem Kind als auch den Eltern ermöglichen, aus einer festgefahrenen pathologischen Beziehungsstruktur wieder herauszukommen. Die systemische Familientherapie, das Verstehen intrafamiliärer gruppendynamischer Prozesse, das Erkennen der hinter den Abwehrmechanismen stehenden Bedürfnisstrukturen eines jeden einzelnen Familienmitgliedes schafft die Möglichkeit, die Eskalation der Gegensätzlichkeiten, wie Macht und Ohnmacht, gesund und stark, normal und verhaltensgestört, zu durchbrechen und konstruktive Beziehungsmuster wieder aufzubauen.

Es ist in diesem Rahmen nicht möglich, über die vielschichtigen Ursachen und Mechanismen der Aufrechterhaltung gestörter intrafamiliärer Transaktionen zu sprechen, die zu einer Entwicklung destruktiver Aggressionen führen kann. Ich will im folgenden nur einige Punkte kurz skizzieren, die häufig zum Ausgangspunkt aggressiver Verhaltensweisen werden.

Entsprechend der Gebundenheit und Abhängigkeit des Kindes in der Familie sind die Ausgangsprobleme fast durchwegs in der Per-

sönlichkeitsstruktur eines Elternteiles oder in einer Partnerproblematik zu suchen.
Eltern, die selbst in einer Familie aufwuchsen, deren Eltern
ihnen keine Sicherheit und Geborgenheit vermitteln konnten, ver-
fügen oft nicht über die spontanen Gesten des Schützens und
Sicherheitsvermittelns und sind damit oft unfähig, ihren Kindern
diese Gefühle zu vermitteln.
Fehlende Autonomie, fehlendes Selbstwertgefühl ist ein weiterer
wesentlicher Ursprung, der auch den Kindern eine altersadäquate
Autonomieentwicklung verwehrt.
Offene und auch verdeckte Partnerkonflikte - Unfähigkeit der
Eltern zur konstruktiven Konfliktlösung, Unfähigkeit zur gesun-
den aggressiven Abgrenzung schaffen bei den Kindern Angst und
Hilflosigkeit sowie Aggressionen und verhindern gleichzeitig
das Erlernen einer konstruktiven Konfliktlösung.

Die Familientherapie wird in den meisten Fällen von der Inter-
aktionsanalyse der Beziehungsstruktur, die zwischen den Eltern
und den Kindern zu beobachten ist , auf die zugrundeliegenden
Probleme in der Partnerschaft oder in der Entwicklung des einzelnen Elternteiles führen.
Damit wird das kranke Kind als Symptomträger einer Familienpa-
thologie entlastet, kann aus diesem Grunde oft bereits aus seiner fixierten Verhaltensweise herauskommen, gleichzeitig wird
damit eine Änderung in der Familienstruktur gesetzt, die jedem
einzelnen die Möglichkeit schafft,aus einer festgefahrenen Be-
ziehungskonstellation auszusteigen. Aus der gegenseitigen Aggressivität entwickelt sich Verständnis für die eigenen Probleme und für die Probleme des anderen. Mehr Autonomie und Recht
auf Selbstbestimmung für jedes eigene Familienmitglied ist der
Weg zu einer konstruktiven Bewältigung und Abbau gegenseitiger
Aggressionen und Vorwürfe.

Die destruktive Aggression signalisiert den totalen Zusammenbruch der intrafamiliären Kommunikation, aber auch gleichzeitig
den Willen zum psychischen Überleben eines jeden einzelnen in
der Familie, nicht nur den des Kindes. Je stärker die Aggression,
desto stärker auch die gegenseitige Abhängigkeit. Der therapeutische Weg ist der Aufbau von mehr Kompetenz, von mehr Selbstverwirklichung, eine Grundvoraussetzung des sich gegenseitig
Akzeptieren-könnens.

Die Unterbrechung der oft chronifizierten und erstarrten Beziehungsstruktur zum Kind durch stationäre Aufnahme war bei unseren hier beschriebenen Patienten eine notwendige Maßnahme, um zwischen Eltern und Kind eine für die Induktion therapeutischer Interventionen notwendige "Gefechtspause" einzuschalten.
Die Wiederherstellung einer gesunden und tragfähigen Beziehung zwischen Kind und Eltern ist unseres Erachtens aber nur durch die gleichzeitige Auflösung der Familienproblematik zu erreichen. Denn man muß sich vor Augen halten, daß die oft jahrelange Problematik in der Persönlichkeits- und Autonomieentwicklung des Kindes Spuren hinterlassen hat. Gerade in den extrem aggressiven Ablösungsversuchen spiegelt sich gleichzeitig die narzißtische Verletzbarkeit dieser Kinder und ihre Abhängigkeit - sie brauchen die Eltern auch weiterhin - und das Gefühl des Wiederakzeptiertseins ist die größte Kraft, die sie Schritt für Schritt zu einer echten Autonomie befähigt.

<u>Therapeutische Interventionen im Rahmen der stationären Psychotherapie:</u>
Die Durcharbeitung destruktiv gewordener Aggressionen wird erfahrungsgemäß zum Wendepunkt im therapeutischen Geschehen. Besonders geeignet zur Therapie der destruktiv gewordenen Aggressionen in allen Manifestationen ist die Gruppentherapie, die Milieutherapie. Die therapeutische Gruppe hat die Aufgabe, für das psychopathologische Geschehen einen flexiblen Rahmen bereitzustellen, in dem die einzelnen Mitglieder ihren Abgrenzungskonflikt im Rahmen der Therapie ausagieren können. Einerseits muß die Gruppe das emotionale Erleben des Konfliktes gestatten können, andererseits muß sie fähig sein, starke aber flexible Grenzen zu setzen, um eine Korrektur der aggressiven Impulse und eine reflektierende Einsicht zu ermöglichen. Die Gruppe muß mit klaren Regeln und Grenzen vorübergehend auch als "Ich-Grenze" des Patienten fungieren. Ein Vorteil der Gruppentherapie ist eine durch die vielen Personen ermöglichte Aufsplitterung der Übertragung, die gerade bei psychosomatisch reagierenden Patienten sehr intensiv und symbiotisch ist.
Diese Aufsplitterung der Übertragung ermöglicht auch eine erhöhte Toleranz in der therapeutischen Situation gegenüber destruktiven Aggressionen.

Die Konfrontation mit dem destruktiv-aggressiven Verhalten des

Patienten ist von zentraler Bedeutung. Erst in dieser Konfrontation werden therapeutische Interventionsmöglichkeiten sichtbar. Diese therapeutische Arbeit erfordert ein hohes Maß an Angstfreiheit und primär prozeßhafter Kommunikationsfähigkeit. Die destruktive Aggression als reaktiver Abwehrmechanismus, die in einem Kind verinnerlicht wird, das in seinen früheren Lebensjahren existentieller Verlassensangst ungeschützt ausgesetzt war, muß in eine konstruktive Aggression umgewandelt werden. Dies gelingt in einer Gruppensituation, in welcher das Kind seine destruktive Dynamik externalisieren kann und die damit verbundene Existenzangst erneut affektiv erleben kann. Wenn hinter den Abwehrmechanismen der destruktiven Aggression die Ängste und Verunsicherung des Kindes spürbar werden, ist der therapeutische Durchbruch meistens gelungen.

C) Therapeutische Interventionen im Hinblick auf aggressiv-manipulative(hysteroide) Verhaltensweisen

Ich habe bereits im vorigen Abschnitt der Beschreibung manipulativer Verhaltensweisen einen kurzen Überblick über die Entstehungsweisen dieser Beziehungsstörung gegeben (S. 54).
Unsere Erfahrung ist es, daß diese Beziehungsstörungen therapeutisch nur in der direkten Änderung der Gesamtbeziehungsstruktur der Familie - also durch Familientherapie - oder in einem gruppendynamisch orientierten Setting zugänglich ist.

Therapeutische Interventionen im Rahmen der Familientherapie:
Die Entwicklung eines hysteroiden Verhaltens geht meines Erachtens primär entweder von einer gestörten Eltern-Kind-Beziehung aufgrund neurotischen Fehlverhaltens eines oder beider Elternteile aus oder einer dysfunktionalen Partnerschaft, wobei das Kind zum Austragungsort von Partnerproblemen wird.
Durch die Verhaltensweisen des Kindes durch zunehmend forderndes und aggressives Verhalten entwickelt sich eine interrelationale Beziehungsproblematik, wobei sich Eltern und Kind immer mehr gegenseitig in eine "Sackgasse" hineinmanövrieren, sodaß für die Beobachter der Eindruck eines "Machtkampfes ohne Ende" entsteht. Der Prozeß der negativen Gegenseitigkeit vervollständigt sich und unterliegt eigenen familiendynamischen Gesetzen. Eine sehr häufige Grundkonstellation in der Entwicklung dieser

Beziehungsstörung sind fehlende Generationsgrenzen und fehlende klare Grenzen innerhalb der Subsysteme der Familie. So sind nicht geglückte oder vollzogene Loslösungsprozesse des einzelnen Partners von seiner Ursprungsfamilie eine häufige Ursache problematischen Eingreifens von Großeltern in den Erziehungsprozeß. Das Hin- und Herpendeln des Kindes zwischen den Eltern und den Großeltern - zwischen Verwöhnung und Strenge - zwischen verschiedenen Erziehungsprinzipien, macht eine Erziehung mit den notwendigen klaren Regeln, die für eine funktionierende Lebensgemeinschaft notwendig sind, oft unmöglich, zumal, wenn zwischen Eltern und Großeltern eine gegenseitige Abhängigkeit besteht. Gleich problematisch ist das Hin- und Hergerissenwerden des Kindes zwischen verschiedenen Erziehungsvorstellungen und Erziehungspraktiken der Eltern, hinter denen sich fast immer ein Machtkampf auf der Partnerebene und eine Unfähigkeit zu einer adäquaten Konfliktlösungsstrategie verbirgt.

In diesen kurzen Darstellungen der Entwicklung hysterisch-manipulativer Verhaltensweisen des Kindes sind drei Stufen zu erkennen:

a) die primäre Problematik in der Persönlichkeitsstruktur eines oder beider Elternteile

b) die daraus resultierende Partnerproblematik oder ungenügende Fähigkeit zur klaren Abgrenzung gegenüber der Ursprungsfamilie

c) die Auswirkungen der Partnerproblematik oder der fehlenden Generationengrenzen auf die Beziehungs- und Entwicklungssituation des Kindes.

Die letzten Endes vorliegende Eltern-Kind-Beziehungsstörung kann meines Erachtens am ehesten und am schnellsten durch eine Rückführung und therapeutische Änderung der Grundproblematik b + a aufgelöst werden.

Therapeutische Interventionen im Rahmen der stationären Psychotherapie:

Ein wesentlicher Vorteil und meist auch eine notwendige Anfangsphase ist die Herausnahme des Kindes aus seiner Familie durch eine stationäre Psychotherapie. Allein damit wird der negative Beziehungskreis zwischen Eltern und Kind unterbrochen. Die Anfangssituation muß aus diesem Grunde für das Kind wie auch für die Familie eine Entlastung darstellen, aber es zeigt sich dann meist sehr rasch, daß Eltern und Kind auch in einer ausgeprägten, oft symbiotischen Abhängigkeit gefangen sind. Die fehlende Autonomie und die nicht altersadäquate Abhängigkeit ist die Kehrseite des aggressiven manipulativen Verhaltens und wird auch therapeutisch zur Schlüsselfunktion. Je mehr Autonomie sowohl das Kind wie auch die Eltern erreichen, umso eher kann diese wachstumsblockierende Beziehungsstörung abgebaut werden. So wie in der Familientherapie diese Beziehungen neu deklariert und strukturiert werden müssen, ergibt sich in dem vielfältigen Netz von Beziehungen, die dem Kind innerhalb der therapeutischen Gemeinschaft möglich werden, eine Fülle von Möglichkeiten, die die pathologischen und dysfunktionalen Verhaltensweisen erkennen und neue, bessere und stabilere (weniger abhängige) Verhaltensweisen aufbauen lassen.

So sehr es z.B. bei gehemmten und zwangsneurotischen Kindern notwendig ist, eine permissive, kontaktanbietende und freie Beziehungsstruktur zu schaffen, so wichtig ist es beim hysteroid-aggressiv-manipulativen Kind, die Beziehungsstrukturen sehr klar, überschaubar und kontrollierbar zu gestalten und, wenn notwendig, immer wieder aufs neue zu deklarieren. Die Auseinandersetzung mit den eigenen Grenzen und den Grenzen des anderen, sowie der Gemeinschaft, wird zum Drehpunkt der gruppendynamisch-orientierten Therapie.

Die Familie, die Primärgruppe, hat in ihrer, für die gelingende Entwicklung des Kindes entscheidenden Aufgabe, nämlich durch klare Abgrenzungen und Schutz dem Kind eine lebens- und entwicklungsfähige Umwelt bereitzustellen, versagt.
Die therapeutische Gruppe soll für den Patienten gleichzeitig zwei Funktionen erfüllen. Sie muß einerseits eine Gruppe innerer Objekte sein, dies kommt darin zum Ausdruck, daß der Patient versucht, durch sein Symptomverhalten alle Mitglieder seiner Lebensgruppe zu Statisten seines Symptomdramas zu machen (Symptom als Machtmittel zur Manipulation der anderen). Der Patient verlangt oft rücksichtslos, daß die anderen sich seinen Bedürfnissen unterordnen.
Andererseits muß die therapeutische Gruppe aber eine reale Gruppe äußerer Objekte bilden, an denen der Patient realen Halt finden kann und die ihm die Orientierung an der äußeren Realität ermöglicht. Die Gruppe muß vorübergehend als "Ich-Grenze" des

Patienten fungieren. Durch das aktive Verhalten der Therapeuten-
Gruppe, sowohl im Sinne der Konfrontation als auch im Sinne der
Vermittlung von Verständnis und Empathie, wird der Patient die
Inadäquatheit seines Symbolverhaltens im Rahmen einer Situation
kontinuierlich erfahren - es werden ihm gleichzeitig Mittel be-
reitgestellt, durch Identifikationen mit einzelnen Gruppenmitglie-
dern und mit den konstruktiven Gruppenfunktionen, eigene konstruktive und kreative Ich-Funktionen zu entwickeln.

Heterogene Gruppen mit Patienten verschiedenster Problematik
und auch verschiedenen Alters, wie wir sie auf unserer psychotherapeutischen Station haben, ermöglichen die Entstehung eines
intensiven und vielseitigen therapeutischen Prozesses, wodurch
dem Patienten der Aufbau neuer und positiver Beziehungsstrukturen in vielfältiger Weise ermöglicht werden kann. Die Gruppe
fungiert für den Patienten als ein Kreis verschiedener Spiegel,
womit die festgefahrenen Beziehungsstrukturen, die das Kind in
seiner Familie erlebt hat, aufgelöst und aufgefächert werden
können.

D) Therapeutische Interventionen bei Loslösungsproblemen und gestörter Autonomieentwicklung

Der Prozeß der Individuation umschließt eine Vielzahl intrapsychischer und intrapersoneller Veränderungen, die jedoch alle
eine Richtung haben, die immer stärkere Artikulation eines "Ichs"
innerhalb eines "Wirs", oder, wie BUBER (1955) es formulierte -
die Fähigkeit, "andere auf Distanz zu halten" und "zu anderen
Beziehung aufzunehmen". Das Ziel der pubertären Loslösung ist
die Fähigkeit einer dynamischen Auseinandersetzung zwischen den
Polen "Individuation und Dialog".
Dieser Autonomieprozeß ist nicht beschränkt auf die Pubertät,
sondern ein Prozeß, der bereits im Säuglingsalter beginnt. Charakteristischerweise sehen wir, daß bei unseren Patienten emo-
tionales und psychosoziales Wachstum seit frühester Kindheit
gestört ist.
Ein charakteristisches Merkmal, gerade im Hinblick auf die psychosomatische Erkrankung, scheint uns das häufige Fehlen einer
Trotzphase in der Entwicklung dieser Kinder und die Tatsache,
daß die betroffenen Jugendlichen in ihrer Entwicklung als be-

sonders angepaßt und unproblematisch - bis zum Ausbruch der Symptomatik - gelten. Die Eltern stehen dann begreiflicherweise vor einem Rätsel, womit ein Verständnis für das Verhalten und die Symptomatik des Kindes erschwert wird.
Dieser Prozeß der Individuation muß nachgeholt werden. Je älter die Kinder, umso größer die Kluft zwischen chronologischem Alter und psychosozialer Reife, umso schwieriger und aufwendiger der therapeutische Prozeß. Gerade aus diesem Grunde ist es wichtig für den Arzt und den Therapeuten, schwere und vor allem blockierende Beziehungsprobleme zwischen Eltern und Kindern früher zu erkennen und adäquate Hilfe zu leisten.

<u>Therapeutische Interventionen im Rahmen der Familientherapie:</u>
Der therapeutische Ansatz in der Familientherapie ist in erster Linie das Erkennen und die Auflösung von entwicklunghemmenden Beziehungsstrukturen. Das Ziel ist das Schaffen von mehr individueller Freiheit und mehr psychosozialer Kompetenz, sowohl für das Kind als auch für die Eltern. Die Lösung kann nur in einer Versöhnung der Parteien liegen, nur wenn die Eltern und die Kinder in diesem Prozeß "gewinnen" können, ist eine strukturelle Änderung der Familiendynamik im positiven Sinn möglich. Ein Therapeut, der nicht ebenso deutlich die Probleme der Eltern erkennen und akzeptieren kann, wie die des Kindes - positive Symptombewertung der Eltern (SELVINI - PALAZZOLI) - wird die Beziehungsblockade wahrscheinlich nicht lösen können und damit in der Induktion von Individuationsprozessen versagen. Die Aufgabe in der Therapie von Loslösungsproblemen ist das Schaffen eines neuen Bewußtseins voneinander und das Gewinnen neuer Freiheit füreinander. Dies wird möglich durch das Erkennen familiärer Dysfunktionen und wachstumsblockierender Beziehungsstrukturen. Diese wiederum sind zurückzuführen auf ihren Ursprung, nämlich auf die Beziehungsstruktur der Eltern zu ihren Ursprungsfamilien. Durch die transaktionsanalytische Rückführung der jetzigen Beziehungsprobleme der Eltern zu ihren Kindern ist eine Änderung problematischer elterlicher Verhaltensweisen meist möglich.

STIERLIN (1975) beschreibt diesen Prozeß auf drei Ebenen. Auf der <u>ersten Ebene</u> müssen sich die Eltern mit ihren eigenen Eltern auseinandersetzen und sich in einer nachvollziehenden Loslösungsarbeit "befreien".
Eine als charakteristisch zu bezeichnende Konfliktsituation in

"Psychosomatiker-Familien" ist die oft verwirrende gegenseitige
Verstrickung zwischen den einzelnen familiären Subsystemen -
Kinder, Eltern, Ursprungsfamilien - die fehlende Generationen-
abgrenzung. Die Fähigkeit, die Autonomiebestrebungen des eigenen
Kindes zu erkennen und zu akzeptieren, ist erst möglich, wenn
der Vater oder die Mutter ihre eigene Autonomie und Selbstbestimmung gegenüber ihren Ursprungsfamilien erreichen.

"Die Befreiungsarbeit auf diesen Ebenen setzt voraus, daß ein
Elternteil mit dem zu Rande kommt, was seine eigenen Eltern ihm
angetan haben. Sie beinhaltet, daß er die Gefühle der Wut, des
Ärgerns und der Enttäuschung, die er insgeheim empfindet, weil
seine Eltern nicht so waren, wie sie hätten sein sollen,und
darüber, was sie ihrem Kinde angetan haben, das nun selbst Kinder hat, als seine eigenen anerkennt und durcharbeitet. Diese
Arbeit kann, wenn sie gelingt, zu Trauer, Resignation und Ver-
gebungsbereitschaft führen, die schließlich nicht nur zu einer
persönlichen Entwicklung, sondern auch zu einer neuen Sicht der
eigenen Eltern führen kann und dazu, daß man diese mit allen
ihren Schwächen und Stärken akzeptieren kann."

Aus diesem Grunde versuchen wir, die Großeltern, wenn sie noch
leben, aktiv in die therapeutische Arbeit einzubeziehen - Drei-
Generationen-Therapie. Wenn sie auch nicht immer direkt in die
Therapie einbezogen werden können, so sind sie doch in der Familientherapie gegenwärtig durch die Erinnerungen und Assozia-
tionen, die der therapeutische Prozeß in Gang bringt. Die Folge
einer gestörten Beziehung zur Ursprungsfamilie ist auf der _zwei-
ten Ebene_ fast immer eine Beziehungsstörung auf der Partnerebene.
Die therapeutische Arbeit auf dieser zweiten Ebene - der Partnerebene - ist eng mit dem verwoben, was auf der ersten Ebene
geschieht.

"Auch auf dieser Ebene muß die Befreiungsarbeit dreidimensional
geschehen, d.h., sie muß eine Verbindung zwischen den Beziehungs-
schicksalen der Vergangenheit und denen der Gegenwart herstel-
len."

Die _dritte Ebene_ ist die Befreiung der Eltern durch Bearbeitung
der Beziehung zu den heranwachsenden Kindern.

"Wenn sie die Ablösung von ihren heranwachsenden Kindern betrei-
ben, ergibt sich für viele Eltern die letzte Möglichkeit, die
Fesseln zu lösen, die sie noch an ihre eigenen Eltern bindet.
Wenn sie diese Chance verpassen, werden ihre Kinder, statt zum
Auslöser ihrer Befreiung, zum Grab ihrer Hoffnungen."
Damit wird deutlich, wie gerade durch das Signal einer psychosomatischen oder psychoneurotischen Erkrankung des Kindes ein
Konflikt deutlich wird, der gleichzeitig zum Anlaß einer positiven Umstrukturierung einer Familie oder einer Restrukturierung
werden kann, der allen Beteiligten mehr Kompetenz, mehr Indivi-
dualität und damit mehr somatische und psychische Gesundheit
bringt.
Voraussetzung dafür ist die Fähigkeit des Therapeuten, des Arztes
zur Objektivität und Allparteilichkeit und seine Fähigkeiten zu
Empathie allen Familienmitgliedern gegenüber.

Therapeutische Interventionen im Rahmen der stationären Psychotherapie:
In diesem Prozeß der "nachzuvollziehenden Individuation" bei
extrem an die Familie gebundenen oder von der Familie delegier-
ten Kindern bietet die stationäre Psychotherapie eine Fülle von
Möglichkeiten und Voraussetzungen, die in der "realen Umwelt"
oft nicht gegeben sind.

In der therapeutischen Intervention, im Umgang mit Angst, Aggression und hysteroiden Beziehungsproblemen, wie sie bereits
früher ausführlich dargestellt wurden, werden wesentliche Grund-
bedingungen für die Entwicklung von Autonomie geschaffen. Be-
zugnehmend auf unsere schematische Darstellung der Blockade von
Autonomieprozessen (S. 62) kann und soll das therapeutische Eingehen auf möglichst allen Ebenen ermöglicht werden. Die stationäre Psychotherapie kann somit auf verschiedenen Ebenen zur Induktion von Autonomie und Individuationsprozessen werden.

Im folgenden sollen noch einige Aspekte der stationären Psychotherapie im Hinblick auf Individuationsprozesse kurz dargestellt
werden:
- Durch die Trennung von den Eltern werden auch beim Kind Tren-
  nungsängste aktiviert, die in der Gruppensituation im Gegensatz zur Familie primär erlaubt und zugelassen, ja sogar therapeutisch verstärkt und angesprochen werden, um eine Durch-

arbeitung, eine Trauerarbeit zu ermöglichen, was bereits eine
wichtige Grundlage für weitere Trennungsarbeit darstellt.
Am Ende dieses Prozesses steht die Trennung vom Therapeuten
und der Gruppe, die erfahrungsgemäß mit einer Reaktivierung
des Symptomverhaltens einhergehen kann. Aus diesem Grunde wird
der endgültige Trennungsprozeß von der Gruppe bewußt einige
Wochen vor der geplanten Entlassung angesprochen und bearbeitet. Diese Reaktivierung kann erfahrungsgemäß als unbewußte
Abwehr der bevorstehenden Trennung erkannt werden und schnell
durchgearbeitet werden. Der "psychosomatische Status" ist nicht
länger Identitätsersatz. Die Trennung von der Gruppe und den
Therapeuten besiegelt somit die Übergabe der Selbstverantwor-
tung an das Kind und seine Familie und den Aufbau einer eigenen Identität.
Die therapeutische Gruppe stellt für den Aufbau neuer und tragfähiger Beziehungen einen flexiblen Rahmen dar, der im Auf und
Ab regressiver oder symbiotischer Verhaltensweisen und trotzi-
ger, oft extrem übersteuerter Abgrenzungsversuche, eine dynamische wachstums- und autonomiefördernde Begegnung, Konfrontation ermöglicht. Das emotionale Erleben der Konflikte ist
gestattet und muß nicht verdrängt werden, der Abgrenzungskonflikt der einzelnen Mitglieder der Gruppe kann emotional wie-
dererlebt und durchgearbeitet werden. Bei schweren, bereits
in der frühen Kindheit stattgefundenen Beziehungsstörungen
kommt die therapeutische Arbeit einem Re-parenting gleich -
es müssen alle Stufen der nicht stattgefundenen Individuationsprozesse durchlaufen werden.
Die Gruppe reflektiert das Verhalten des einzelnen Patienten
auf allen Ebenen der verbalen und nonverbalen, der emotionalen und intellektuellen Kommunikation und stellt damit einen
Spiegel dar, in dem das Symptomverhalten der einzelnen Mitglieder in verschiedenen Aspekten erscheint.
Damit kann der Patient Einsicht in sein eigenes Verhalten gewinnen und störende Verhaltensweisen auf der Basis einer tragfähigen Beziehung und eines Gefühles des Akzeptiertseins in
der Gruppe verändern und modifizieren.
Durch aktive Konfrontation einerseits und durch Vermittlung
von Beistand und Empathie können sich innerhalb einer therapeutischen Gruppe konstruktive und kreative "Ich-Funktionen"
entwickeln.

Therapieergebnisse — katamnestische Ergebnisse

Wie aus der Darstellung des therapeutischen Konzeptes bereits
ersichtlich wurde, führen wir die Therapie schwerpunktmäßig
auf zwei Ebenen durch:
1. auf der Ebene der Familientherapie
2. auf der Ebene einer stationären Psychotherapie mit gleichzeitiger Familientherapie

Das vordergründige Ziel der Therapie ist das Erreichen einer Anfallsfreiheit, im weiteren Sinne jedoch das Erkennen und Modifizieren der individuellen und familiendynamisch wirksamen, patho-
genen Faktoren, die zur "Somatisierung" geführt haben.

Das Sistieren der Anfälle während der Psychotherapie ist zwar
eine zusätzliche Bestätigung der Diagnostik, nämlich, daß psychogene Faktoren eine kausale Rolle für die Anfälle spielen,
dies sagt jedoch noch wenig über den tatsächlichen Therapieerfolg aus. Aus diesem Grunde wurden anhand ausführlicher Frage-
bögen oder, soweit möglich, in Form von Kontrolluntersuchungen
ausführliche Katamnesen erhoben. Aus diesen katamnestischen
Untersuchungen geht deutlich hervor, daß eine bleibende Symptom-
freiheit im wesentlichen davon abhängt, inwieweit problematische Verhaltensweisen des Kindes und vor allem ausgeprägte familiäre Beziehungsstörungen im Laufe der Therapie vermindert bzw.
gelöst werden konnten bzw. inwieweit durch die Therapie folgende Ziele erreicht wurden.

1. Die Wiedererreichung einer gesunden Autonomieentwicklung,
   sowie gesunder Individuationsprozesse - dies zeigt sich im
   Erreichen einer größeren Selbständigkeit, vermehrten Selbst-
   wertgefühls, Abbau von Verhaltensstörungen und altersadäquaten
   Beziehungen zu Gleichaltrigen und Erwachsenen.

2. Der Aufbau einer neuen, tragfähigen und konstruktiven Beziehung in der Familie - dies zeigt sich daran, daß zwischen dem Patienten und seinen Eltern sowie Geschwistern wieder ein Dialog möglich geworden ist. Der Jugendliche und damit auch seine Familie hat mehr individuelle Freiheit und mehr psychosoziale Kompetenz erreicht. Die Spirale "negativer Gegenseitigkeit" hat sich in eine Spirale "positiver Gegenseitigkeit" umgepolt. Die Eltern können die Bedürfnisse des Kindes besser verstehen und akzeptieren und damit auch besser mit den Problemen umgehen.

Aufgrund der akuten klinischen Symptomatik und aufgrund der fast in allen Familien vorgelegenen ausgeprägten Beziehungsproblematik mit oft schweren Störungen der affektiv-emotionalen Entwicklung unserer Patienten haben wir in fast allen Fällen eine kombinierte, stationäre Psychotherapie mit gleichzeitiger Familientherapie notwendig gefunden.

Eine <u>Familientherapie</u> wurde durchgeführt bei 29 von 32 Familien (bei 3 Familien war wegen äußerer Umstände eine Familientherapie nicht durchführbar).

Eine <u>stationäre Psychotherapie</u> wurde durchgeführt bei 24 von 32 Patienten;
- bei drei Kindern wurde aufgrund der vorliegenden Problematik nur eine ambulante Familientherapie durchgeführt.
- Weitere fünf Kinder wurden wegen der im Vordergrund stehenden klinischen Problematik auf eine medizinische Station zur Abklärung aufgenommen und im Rahmen dieser medizinischen Abklärung gleichzeitig psychodiagnostisch untersucht und familientherapeutisch betreut.

Fortsetzung einer ambulanten Familientherapie - diese orientierte sich an der klinischen Symptomatik sowie an einer weiterbestehenden Familienproblematik. Insgesamt haben wir bei 10 Familien, in meist größeren Abständen, eine ambulante Familientherapie durchgeführt.

<u>Therapieergebnisse im Hinblick auf die klinische Symptomatik -
Anfälle - während der stationären Therapie:</u>
Die durchschnittliche Aufenthaltsdauer betrug 4 Wochen (1 - 10

Wochen).
Während des stationären Aufenthaltes haben bei allen Kindern die
Anfälle aufgehört, zum Zeitpunkt der Entlassung waren alle Kin-
der anfallsfrei.

- Stationäre Psychotherapie
  + Familientherapie (N = 22)   - anfallsfrei   22
- Ambulante Familientherapie
  (N = 10)   - anfallsfrei   7
                                      - deutliche
                                        Besserung   3

Der Therapieverlauf im Hinblick auf die klinische Symptomatik
während der stationären Therapie war sehr unterschiedlich und
wird am Schluß dieses Abschnittes dargestellt.

Therapieerfolg im Hinblick auf die psychische Symptomatik - Verhaltensstörungen, familiäre Beziehungsstörungen - während des
stationären Aufenthaltes:
Wir orientieren uns hiebei an den eingangs beschriebenen Zielen:
1. der Auflösung von Störungen und Blockaden der Individuations-
   und Autonomieentwicklung
2. des Aufbaues neuer tragfähiger und konstruktiver Beziehungen
   zur Familie und weiteren Umwelt.

Die globale Bewertung anhand einer 5-stufigen Skala ergab folgende Ergebnisse:

Problematik verschwunden   bei 19 Patienten
Problematik stark vermindert   bei 9 Patienten
Problematik vermindert   bei 4 Patienten
Problematik unverändert   bei 0 Patienten
Problematik größer geworden   bei 0 Patienten

Es zeigt sich daraus, daß das Verschwinden der klinischen Symptomatik noch nicht bedeutet, daß auch die kausale Problematik
gelöst ist. Dies zeigt sich auch in den katamnestischen Ergebnissen, bei denen deutlich wird, daß das Wiederauftreten von
Anfällen bei insgesamt 8 Kindern in direkter Korrelation mit
der nicht oder nur teilweise gelungenen Lösung der psychischen
Problematik steht.

Ungenügende Kooperation der Eltern, schwerwiegende frühkindliche
Störungen in der emotionalen Entwicklung und vor allem das Fehlen einer stabilen oder veränderungsfähigen Familienstruktur sind
die wesentlichsten Faktoren, die eine Lösung der psychischen Problematik am stärksten verhindern. In diesem Zusammenhang ist es
auffallend, daß bei 8 (25 %) unserer Familien der Vater fehlt
(durch Tod oder Scheidung) und bei weiteren 4 Familien der Vater
alkoholkrank ist.

Katamnestische Ergebnisse im Hinblick auf die klinische Symptomatik (Katamnesedauer 1 - 5 Jahre, Durchschnitt 3 Jahre):
Die katamnestischen Ergebnisse der behandelten Kinder stellen
eine persönliche Beurteilung der Veränderungen durch die Eltern
dar.

Anfallsfreiheit	bei 24 Patienten
Starke Verminderung	
der Symptomatik	bei 7 Patienten
Verminderung der	
Symptomatik	bei 1 Patienten

Wenn wir untersuchen, bei welchen Kindern keine Anfallsfreiheit
erzielt werden konnte, so zeigt sich, daß
- bei 4 Patienten nur eine ambulante Therapie durchgeführt werden konnte;
- nur bei 2 Patienten, die auch eine stationäre Psychotherapie
  hatten, wieder Anfälle auftraten;
  1 Patient war für eine Therapie nicht mehr erreichbar, beim
  zweiten konnten wir durch eine weitere ambulante Familientherapie die Symptomatik wieder zum Verschwinden bringen;
- 2 Patienten in die Gruppe III fallen (bestehende Epilepsie,
  medikamentöse Therapie, hauptsächlich sekundäre psychische
  Problematik) - die katamnestischen Erhebungen ergaben bei diesen beiden Patienten eine wesentliche Besserung gegenüber
  früher sowie jetzt ein deutliches Zusammenfallen der Anfälle
  mit psychischen Belastungen, wodurch es den Eltern und der
  Umwelt auch besser gelingt, die Anfälle unter Kontrolle zu
  halten.

Zusammenfassung

Es zeigte sich somit, daß während der stationären Psychotherapie
in allen Fällen eine Anfallsfreiheit erreicht werden konnte.
Dies kann als Bestätigung für die psychogene Ätiologie der Anfälle dieser Kinder gewertet werden.

Die katamnestischen Untersuchungen machen deutlich, daß wir die
besten Ergebnisse sowohl im Hinblick auf Anfallsfreiheit wie Normalisierung der familiären Beziehungsprobleme und Abbau der Verhaltensstörungen bei den Patienten erreichten, bei denen sowohl
eine primäre stationäre Psychotherapie wie eine gleichzeitige
Familientherapie möglich war.

Je schwerer die Störung, je instabiler die Familienstruktur, umso notwendiger erscheint uns die Durchführung einer intensiven
stationären Psychotherapie.

Der Therapieverlauf bei den einzelnen Kindern war sehr unterschiedlich, wobei sich einige charakteristische Verlaufsformen
herauskristallisieren lassen:
- Bei einer Gruppe von Kindern, vor allem denjenigen mit hoher
  Anfallsfrequenz (bis zu 50 x/die), konnte durch eine Verschie-
  bung der Problematik von der Symptomebene auf die Beziehungsebene in allen Fällen der Funktionswert und Ausdruckscharakter
  der Anfälle erkannt werden, dadurch kam es in kurzer Zeit zu
  einer deutlichen Abnahme der Anfallsfrequenz, die Anfälle
  konnten mehr und mehr bestimmten auslösenden Konfliktsituationen zugeordnet werden und wurden damit in ihrer Bedeutung sowohl für uns wie auch für das Kind deutlicher.
  Das Erkennen des Funktions- und Ausdruckswertes der Symptomatik wurde zu einer wichtigen "Schiene", die die dahinterlie-
  genden gestauten emotionalen Impulse erkennen ließ. In erster

Linie waren die Anfälle stellvertretend für aggressive Ausbrüche, die nicht mehr in direkter Form signalisiert werden
konnten.
In dem Maße es diesen Kindern gelang, ihre gestauten Emotionen (vor allem aggressive Gefühle) wieder deutlicher zuzulas-
sen, in dem Maße kam es zu einem Abnehmen der Anfälle und zur
Zunahme aggressiv-destruktiver Reaktionen.
- In einer zweiten Gruppe war das Erkennen von Angst, Hilflosigkeit, sowie das Gefühl des Ausgeliefertseins im Zusammenhang
  mit dem Auftreten von Anfällen im Vordergrund. Bei diesen Kindern traten die Anfälle meistens viel seltener auf, sie traten
  häufiger am Abend oder in der Nacht auf, der Zusammenhang mit
  dem psychischen Auslöser war viel direkter und das Eingehen
  auf die Angst, das Vermitteln von Sicherheit und Geborgenheit
  konnten in fast allen Fällen die Anfälle unterbrechen.
  Diese Kinder wurden alle in kurzer Zeit anfallsfrei. Die Therapie gestaltete sich in allen Fällen viel leichter als bei den
  Kindern, bei denen eine totale Verdrängung der Emotionen vor-
  lag, da auch der Aufbau einer positiven tragfähigen Beziehung
  zu den Betreuern viel leichter war.
- In einer dritten Gruppe konnten wir nach Aufnahme der Kinder
  auf die psychotherapeutische Abteilung keine Anfälle mehr beobachten. Auffallend in dieser Gruppe ist, daß die psychische
  Problematik - erkennbar in Verhaltensstörungen oder in einer
  pathologischen Familiendynamik - bereits am Beginn deutlich
  im Vordergrund stand. Mit anderen Worten, diese Kinder und
  Familien haben außer der Verdrängung durch die "Somatisierung"
  noch die Möglichkeit, ihre Problematik auf der psychischen
  Ebene (neurotische Reaktionen) zu signalisieren. Dies bedeutet
  therapeutisch gesehen einen direkteren Zugang zur kausalen
  Problematik.

In den ersten beiden Gruppen ist unserer Erfahrung nach die Indikation zu einer stationären Psychotherapie gegeben, da im psychodynamischen Kräftefeld einer therapeutischen Gemeinschaft
die hinter den Abwehrmechanismen verborgenen Grundprobleme und
Grundbedürfnisse der Kinder erkannt und dadurch einer Therapie
zugänglich gemacht werden können. Gleichzeitig zeigt die Erfahrung, daß in diesen beiden Gruppen eine vorübergehende Trennung
aus der meist bestehenden familiären Verstricktheit einen ganz
wesentlichen ersten therapeutischen Schritt darstellen kann.

In der dritten Gruppe wäre unseres Erachtens die primäre Indikation zu einer ambulanten Familientherapie ausreichend, wenn die Möglichkeiten dazu und die Motivation gegeben sind.

Literatur

1. Allen, J.M.: The emotional factor and the epileptic attack. New Zealand Med. J. 55, 297-308 (1956).
2. Ammon, G.: Psychoanalyse und Psychosomatik. Serie Piper, München (1974).
3. Barker, W.: The petit mal attack as a response within the central nervous system to distress in organism - environment, integration. Psychosom. Med. 10, 73-94 (1948).
4. Barker, W.: Studies in epilepsy: Personality patterns, situational stress and symptoms of narcolepsy. Psychosom. Med. 10, 193-202 (1948).
5. Barker, W. et al.: The significance of "spontaneous" abnormalities in brain wave patterns as observed during interviews with epileptic patients. J. Nerv. Mental Dis. 112, 187 (1950).
6. Bettschart, W.: Bioelektrische Epilepsie und Verhaltensstörungen. Arch. Neurol. Neurochir. Psychiat. 93 (1964).
7. Bruens, J.H.: "Etiologie en klinische bevindingen" im Sammelband - Epilepsie en hysterie CIBA GEIGY, B.V. (1979).
8. Buddeberg, B.: Indikation zur Familientherapie in der Kinderpsychiatrie. Familiendynamik 2, 125-139 (1980).
9. Condrau, G.: Daseinsanalytische "Psychosomatik" - Psychologie des 20. Jhdts. Bd. IX, 199-210, Kindler-Verlag (1979).
10. Doose, H.: Zur Genetik der Epilepsie. Pädiatr. Fortbild. K. Praxis, Vol. 26, 81-85, Karger (1972).
11. Doose, H.: Zerebrale Anfälle - differentialdiagnostische Überlegungen in der Praxis. Monatsschr. Kinderheilkd. 128, 348-352 (1980).
12. Dührssen, A.: Psychogene Erkrankungen bei Kindern und Jugendlichen. 12. Aufl., Verlag Medizin Psychologie, Göttingen (1978).
13. Egli, M.: Über den Nutzen einer antikonvulsiven Behandlung bei verhaltensgestörten Kindern mit bioelektrischer Epilepsie: eine katamnestische Studie über 76 Fälle. Acta paedopsychiatrica, Basel, 41, 54-69 (1974).
14. Elhardt, S.: Aggressionen als Krankheitsfaktor - Verlag für medizinische Psychologie im Verlag Vandenhoeck und Ruprecht

in Göttingen (1974).

15. Engel, A., Schwale, H.: Eine psychoanalytische Theorie der somatischen Störung. Psyche 23, 241-261 (1969).

16. Engelhard, U.: Leistungsmotivation und Narzißmus bei Kindern mit orthostatischer Dysregulation. Unveröffentlichtes Manuskript (1976).

17. Epstein, A.W., Ervin, F.: Psychodynamic significance of seizure content in psychomotory epilepsy. Psychosom. Med. 18, 43-55 (1956).

18. Finlayson, R.E.: Pseudoepileptic seizures in children and adolescents. Mayo Clin. Proc. 54, 83-87 (1979).

19. Freudenberg, D.: Leistungs- und Verhaltensstörungen bei kindlichen Epilepsien. Karger Verlag, Basel-New York (1968).

20. Freudenberg, D.: Psychogene Anfälle bei Kindern und Jugendlichen. Vortrag 5. Martinstift-Symposium, Gallneukirchen/ Österreich (1976).

21. Friedmann, S.B.: Conversion symptoms in adolescents. Pediatr. Clin. North Am. 20, 873-882 (1973).

22. Friemert, K.: Über gemeinsames Auftreten epileptischer und hysterischer Anfälle. Psychiatr. neurolog. med. Psychol. 22, 253 (1970).

23. Fromm, E.: The anatomy of human destructiveness. In Deutsch erschienen im Rowohlt Taschenbuch-Verlag (1977).

24. Gebelt, H.: Psychisch und soziale Prognose bei Epilepsie im Kindes- und Jugendalter. Barth-Verlag, Leipzig (1979).

25. Geisler, E.: Narkolepsie und affektiver Tonusverlust bei Kindern. Münch. med. Wschr. 105, 2437 (1963).

26. Geisler, L.,Herberg, D., Thorsprechen, R.: Diagnose und Therapie des Hyperventilationssyndroms. Fortschr. Med. 83, 463 (1965).

27. Gottschalk, L.: Psychological conflict and electroencephalic patterns. Neur. Psychiat. 73, 656-662 (1955).

28. Gottschalk, L.: Effects of intensive psychotherapy on epileptic children. Arch. Neur. Psychiat. 70, 361-384 (1953).

29. Grinker, R.R.: Psychosomatic research. New York:Norton (1953).

30. Hallen, O.: Zur Problematik der sogen. psychomotorischen Anfälle. Nervenarzt 41, 421 (1970).

31. Hauch, E.: Soziale Ursachen und Folgen von kindlicher Epilepsie. Sozialpsychiatrie 4, 2 (1969).

32. Heath, R.: Psychosis and epilepsy: Similarities and differences in the anatomic - physiologic substrate. Adv. biol.

Psychiat., vol. 8, 106-116, Karger - Basel (1982).

33. Hess, R., Scollo-Lavizzari, G., Wyss, F.E.: Borderline cases of petit mal status. Europ. Neurol. 5, 137 (1971).

34. Heych, H., Hess, R.: Zur Narkolepsie, Klinik und Encephalogramm. Fortschr. Neurol. 22, 531 (1954).

35. Janz, D.:Wut und Anfallsgeschehen. Psyche 2, 97-120 (1948/49).

36. Janz, D.: Eine unbekannt gebliebene Abhandlung von v. Weizsäcker über die epileptische Persönlichkeit. Ztschr. Psychol. Psychoth. und Med. Anthrop. 16, 16-20 (1966).

37. Janz, D.: Die Epilepsien. Spezielle Pathologie und Therapie. Thieme, Stuttgart (1969).

38. Jennings, T.: Genetic influences in the epilepsies. Am. J. Dis. Child., vol. 135 (1981).

39. Karpel, M.: Individuation: Von der Verschmelzung zum Dialog in der Partnerbeziehung. Familiendynamik 1, 50-69 (1977).

40. Kendel, K., Reither, E., Beck, K., Meier-Ewert, K.: Zur Behandlung der Narkolepsie mit L-Dopa. Nervenarzt 44, 434 (1973).

41. Ketz, E.: Psychose und psychomotorische Epilepsie. Nervenarzt 40, 133 (1969).

42. King, D.W. et al.: Pseudoseizures: Diagnostic evaluation. Neurology 32, 18-23 (1982).

43. Kruse, R.: Gelegenheitskrämpfe im Kindesalter. Ärztl. Fortbild. 21, 96 (1971).

44. Kruse, R.: Die Kombination hysterischer und epileptischer Anfälle im Kindes- und Jugendalter. Epilepsie, Thieme-Verlag, Stuttgart, 112-127 (1978).

45. Kruse, R.: Epilepsien des Kindesalters. In: A. Mathes, R. Kruse (Hrsg.): Neuropädiatrie, Thieme-Verlag, Stuttgart, 362-377 (1973).

46. Kuhlenkampff, C.: Angstanfall und Temporallappen. Nervenarzt 35, 161 (1964).

47. Kuhlenkampff, C.: Ein eigentümliches Syndrom im oralen Bereich bei Megaphenapplikation. Nervenarzt 39, 213 (1968).

48. Lamprecht, F.: Psychosomatische Erkrankungen in der Neurologie - Psychologie des 20.Jhdts.Bd.IX,Kindler-Verlag (1979).

49. Landolt, H.: Über einige Korrelationen zwischen EEG und normalen und pathologischen psychischen Vorgängen. Schweiz. med. Wschr. 93, 107 (1963).

50. Leder, A.: Zur Psychotherapie bei Epilepsie. Therapiewoche 16, 674-680 (1970).

51. Lederer, M.: Beiträge zur Narkolepsie im Kindesalter. Arch. Kinderheilkd. 107 (1953).

52. Lempp, R.: Psychische Veränderungen bei Epilepsie im Kindesalter. In: Psychische Störungen bei Epilepsie. Schattauer-Verlag, Stuttgart-New York (1973).

53. Liddel, D.W.: The uses of epilepsy. J. of psychosom. Research 9, 21-23 (1965).

54. Luborsky, L.: Onset conditions for psychosomatic symptoms: A comperative review of immediate observation with retrospective research. Psychosom. med., vol. 35, Nr. 3 (1973).

55. Luborsky, L.: A context analysis of psychological states prior to petit mal EEG paroxysm. The Journal of nervous and mental disease, vol. 160, Nr. 4, 282-298 (1975).

56. Lutz, J.: Psychiatrische Aspekte der kindlichen Epilepsie. Pädiat. Fortbild. K. Praxis, Vol. 26, 81-85, Karger (1972).

57. Lüthy, E., Rutishauser, W.: Zur Differentialdiagnose des kurzdauernden Bewußtseinsverlustes. Schweiz. med. Wschr. 91, 861 (1961).

58. Lützenkirchen, J.: Einige Überlegungen zur Psychosomatik in der Neurologie. Zschr. psychosom. Med. 26, 57-62 (1980).

59. Martinius, J.: Epilepsiediagnostik beim Kind: Grenzen der Elektroencephalographie. Dtsch. Ärzteblatt 69, 2150 (1972).

60. Martinius, J.: Das EEG in der Epilepsiediagnostik beim Kind: Probleme der Praxis. Pädiat. Prax. 12, 287 (1970).

61. Matthes, A.: Psychische Veränderungen bei moderner antiepileptischer Therapie im Kindesalter. Kinderheilkd. 76, 167 (1955).

62. Metz, H.: Einige seltene Formen zerebraler Anfälle bei Kindern. Münch. med. Wschr. 111, 1819 (1969).

63. Minuchin, S., Rosman, et al.: Psychosomatic families: Anorexia nervosa in context. Cambridge, Harvard Univ. Press (1978).

64. Minuchin, S., Fishman, H.Ch.: The psychosomatic family in child psychiatry. J.of Am. Ac. of Child Psychiatry 18, 76-90 (1979).

65. Müller-Braunschweig, H., Mohlen, K.: Bericht über die stationäre Behandlung eines Patienten mit einem psychogenen Anfallsleiden unter besonderer Berücksichtigung der averbalen Therapieformen. Psyche 34, 1073-1091 (1980).

66. Musaph, H.: The role of aggression in somatic symptom formation. Int. J. Psychiatry in Medicine, vol. 5, Nr. 4, 449-460 (1974).

67. Naratil, L., Strotzka, H.: Die Kind-Mutter-Relation bei epileptischen Kindern. Wien. Arch. Psychol. 4, 48 (1954).

68. Okuma, T. et al.: Natural history and prognosis of epilepsy: Report of a multi-institutional study in Japan. Epilepsia 22, 35-53, Raven Press, New York (1981).

69. Pache, H.D.: Zum Krankheitsbild der kindlichen Pyknoepilepsie. Verhandl. Dtsch. Ges. Inn. Med. 96 (1951).

70. Paul, G.: Katamnestische Untersuchungen und EEG bei Pyknoepilepsie. Arch. Psychiatr. 196, 48 (1957).

71. Petermann, U.H., Grübler, Ch.: Zum Problem der maskierten Epilepsie im Kindesalter. Dtsch. Ges.wesen 26, 1147 (1971).

72. Peters, U.H.: Nichtepileptische Anfälle. Fortschr. Med. 84, 623 (1966).

73. Peters, U.H.: Anfallsartig auftretende Krankheitszustände und ihre Beziehungen zur Epilepsie. Med. 86, 227 (1968).

74. Peters, U.H.: Die hysterische Reaktion und die hysteroparen Erscheinungen aus psychogener, somatogener und pharmakogener Ursache. Nervenarzt 39, 213 (1968).

75. Prüll, G.: Katamnestische Erhebungen und therapeutische Erfahrungen mit Narkolepsiekranken. Nervenarzt 34, 480 (1963).

76. Rabe, F.: Hysterische Anfälle bei Epilepsie. Nervenarzt 37, 141 (1966).

77. Rabe, F.: Die Kombination hysterischer und epileptischer Anfälle. Das Problem der Hysteroepilepsie. Springer-Verlag, Berlin-Heidelberg-New York (1970).

78. Rabe, F.: Diagnostische Probleme bei der Unterscheidung von hysterischen und epileptischen Anfällen. Nervenarzt 71, 426 (1970).

79. Rabe, F.: Die Geschichte des Begriffes Hysteroepilepsie. In: Sammelband über "Epilepsie en hysterie", CIBA GEIGY, B.V. Arnhem (1979).

80. Rabending, G., Krell, D., Rehbein, D.: Selbstreizung bei psychogener Epilepsie. Psychiatr. Neurol. med. Psychol. 21, 427 (1969).

81. Remick, R.: Complex partial and pseudoseizure disorders. Am. J. Psychiatry, 320-323 (1979).

82. Reynolds, E.H. et al.: Monotherapy or polytherapy for epilepsy? Epilepsia 22, 1-10, Raven Press, New York (1981).

83. Riley, T.L., Brannon, W.L.: Recognition of pseudoseizures. The Journal of Family Practice, vol. 10, Nr. 2, 213-220 (1980).

84. Ritter, E., Meier-Ewert, K., Gallitz, A.: Zur Symptomatolo-
    gie des narkoleptischen Syndroms. Nervenarzt 43, 640 (1972).
85. Roos, U.: Diagnostik und Therapie des narkoleptischen Syn-
    droms. Therapiewoche 22, 166 (1972).
86. Rose, H.: Die normocalcämische Tetanie - psychiatrische und
    psychosomatische Aspekte tetanischer Anfälle. Habilitations-
    schrift D 26704 (1980).
87. Rüggeberg, A.: Ansatzmöglichkeiten der Verhaltensmodifika-
    tion im Bereich der Epilepsie. Sozialwissenschaftliche,lern-
    psychologische und neurophysiologische Zusammenhänge. Psy-
    chol. Dipl. Arbeit München (1972).
88. Seidenberg, M. et al.: Changes in seizure frequency and test-
    retest scores on the Wechsler Adult Intelligence Scala. Epi-
    lepsia 22, 75-83, Raven Press, New York (1981).
89. Selvini-Palazzoli: Paradoxon und Gegenparadoxon. Konzepte
    der Humanwissenschaften, Ernst Klett-Verlag (1977).
90. Sonis, W. et al.: Epilepsy and psychopathology in childhood.
    J. of the Am. Academy of Child Psychiatry 20, 398-408 (1981).
91. Sonnen, A.E.H.: Epilepsie en hysterie, CIBA GEIGY, B.V.(1979).
92. Steffen, H.: Psychosomatik in der Kinderheilkunde in "Die
    Psychologie des 20.Jhdts".Kindler-Verlag,Bd.IX,678-719 (1979).
93. Steffens, W.: Psychogene Anfälle bei Kindern und Jugend-
    lichen und ihre Differentialdiagnose. Dtsch. Ärzteblatt H.
    16, 953-956 (1978).
94. Stevens, J.R.: Risk factors for psychopathology in indi-
    viduals with epilepsy. Advances in Biological Psychiatry,
    vol. 8, 56-80.
95. Stierlin, H.: Das erste Familiengespräch. Konzepte der Human-
    wissenschaften, Klett-Cotta-Verlag (1977).
96. Stierlin, H.: Eltern und Kinder im Prozeß der Ablösung.
    Suhrkamp-Verlag (1975).
97. Stierlin, H.: Das Tun des Einen ist das Tun des Anderen.
    Versuch einer Dynamik menschlicher Beziehungen. Suhrkamp-
    Verlag (1971).
98. Stores, G.: Behavioural effects of anti-epileptic drugs.
    Develop. Med. Child Neurol. 17, 647-658 (1975).
99. Stutte, H.: Zwangsaffekte und paroxysmale Lach- und Wein-
    krämpfe als Epilepsiesyndrom. Nervenarzt 34, 290 (1963).
100. Tippet, D.L., Pine, I.: Denial mechanism in masked epilepsy.
     Psychosom. Med. 19, 326-331 (1957).
101. Vopel, P.: Von der Selbstwahrnehmung der Epilepsie. Nerven-

arzt <u>32</u>, 438 (1961).

102. Williams, D.T.et al.:Neurogenic and hysterical seizures in children and adolescents: Differential diagnostic and therapeutic considerations. Am. J. Psychiatry <u>135</u>, 1 (1978).

103. Wolf, P.: Psychosen bei Epilepsie. Ihre Bedingungen und Wechselwirkungen zu Anfällen. Habil. Schrift FU Berlin (1977).

104. Zauner, J.: Aggression und Anfallsgeschehen. Z. Psychos. Med. <u>11</u>, 157 (1965).

105. Zegans, L.S., Koot, K.A. et al.: Effects of psychiatry interview upon paroxysmal cerebral activity and autonomic measures in a disturbed child with petit mal epilepsy. Psychosom. Med. <u>26</u>, 151-161 (1961).

106. Zivin, L., Ajmone-Marsen, C.: Incidence and prognostic significance of "epileptiform" activity in the EEG of nonepileptic subjects. Brain <u>91</u>, 751-778 (1968).